《脊柱伤病1000个为什么》丛书 | 总主编 韦以宗

第十四分册

脊柱保健练功
100 个为什么

主编 陈文治 吴树旭

中国中医药出版社
·北京·

图书在版编目（CIP）数据

脊柱保健练功 100 个为什么 / 陈文治，吴树旭主编 . —北京：
中国中医药出版社，2019.6
（脊柱伤病 1000 个为什么）
ISBN 978 − 7 − 5132 − 5493 − 9

Ⅰ . ①脊… Ⅱ . ①陈…②吴… Ⅲ . ①脊柱 – 保健 –
问题解答 Ⅳ . ① R681.5–44

中国版本图书馆 CIP 数据核字（2019）第 040564 号

中国中医药出版社出版
北京经济技术开发区科创十三街 31 号院二区 8 号楼
邮政编码 100176
传真 010-64405750
河北省武强县画业有限责任公司印刷
各地新华书店经销

开本 880 × 1230 1/32 印张 5.5 字数 94 千字
2019 年 6 月第 1 版 2019 年 6 月第 1 次印刷
书号 ISBN 978 − 7 − 5132 − 5493 − 9

定价 49.80 元
网址 www.cptcm.com

社 长 热 线 010−64405720
购 书 热 线 010−89535836
维 权 打 假 010−64405753

微信服务号 zgzyycbs
微商城网址 https://kdt.im/LIdUGr
官 方 微 博 http://e.weibo.com/cptcm
天猫旗舰店网址 https://zgzyycbs.tmall.com

如有印装质量问题请与本社出版部联系（010-64405510）

《脊柱伤病1000个为什么》丛书
编委会

第十四分册
《脊柱保健练功100个为什么》
编委会

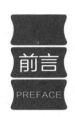

前言
PREFACE

　　《脊柱伤病1000个为什么》是一套科普作品，向大众普及人体脊柱解剖结构、运动功能、运动力学知识及常见脊柱伤病的病因病理和诊断治疗、功能锻炼、预防养生的基本知识，共15分册，即《脊柱解剖名词120个为什么》《脊柱运动与运动力学100个为什么》《脊椎错位是百病之源70个为什么》《脊椎骨折80个为什么》《颈椎病86个为什么》《椎间盘突出84个为什么》《胸背痛30个为什么》《青少年脊柱侧弯64个为什么》《腰椎管狭窄症54个为什么》《腰椎滑脱48个为什么》《下腰痛30个为什么》《青年妇女腰胯痛30个为什么》《脊椎骨质疏松54个为什么》《脊柱保健练功100个为什么》《脊柱食疗保健50个为什么》。

　　2016年10月25日，中共中央国务院发布《健康中国2030规划纲要》指出："大力发展中医非药物疗法，使其在常见病、多发病和慢性病防治中发挥独特作用。""到2030年，中医药在治未病中的主导作用……得到充分发挥。"①

新版《中华人民共和国职业大典》新增的专业——中医整脊科，正是以"调曲复位为主要技术"的非药物疗法。该学科对人类脊柱运动力学的研究，揭示的脊柱后天自然系统，将在防治脊柱常见病、多发病和慢性病以及治未病中起到独特作用和主导作用。

一、脊柱与健康

当前，颈腰病已严重威胁人类的健康，世界卫生组织已将颈椎病列为十大危害人类健康之首。据有关资料表明，颈腰病年发病率占30%。在老年人疾病中，颈腰病占43%，并波及青少年。据调查，有18.8%的青少年颈椎生理曲度消失、活动功能障碍。

脊柱可以说是人体生命中枢之一，它包括了人体两大系统，即骨骼系统的中轴支架和脊髓神经系统。除外自身疾病，人体的器官（除大脑之外）几乎都受脊髓神经系统的支配。所以，美国脊骨神经医学会研究证明，人体有108种疾病是脊椎错位继发。

---

① 《中国中医药报》2017年8月7日发表的"中医整脊学：人类脊柱研究对健康的独特作用"。

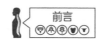
当今，危及人类生命的肿瘤与癌症，一般多认为是免疫功能障碍所致。中医学将人类的免疫功能称为"阳气"，"阳气者，若天与日，失其所，则折寿而不彰"（《素问·生气通天论》）。而位于脊柱的督脉总督阳经，是"阳脉之海"（《十四经发挥》）。可见，脊柱损伤，不仅自身病变，而且骨关节错位，导致脊神经紊乱而诱发诸多疾病。脊椎移位，督脉受阻，阳气不彰（免疫功能下降），可导致危及生命的病症。因此，脊柱的健康也是人体的健康。

二、中医整脊学对人类脊柱的研究

中医对人体生命健康的认知，是"道法自然""天人合一"的，对脊柱的认识是整体的、系统的、动态的。伟大的科学家钱学森说过："系统的理论是现代科学理论里一个非常主要的部分，是现代科学的一个重要组成部分。而中医理论又恰恰与系统论完全融合在一起。"系统论的核心思想是整体观念。钱学森所指的中医系统论，不仅仅局限在人体的系统论，更重要的是天人合一的自然整体观。

系统在空间、时间、功能、结构过程中，没有外界特定干预，这个系统是"自然组织系统"，又称"自组织系统"。人体生命科学的基本概念是"稳定的联系构成系统的结构，保障系统的有序性"。美国生理学家 Cannon 称为生命的稳态系统，即人体是处在不断变化的外环境中，机体为了保证细胞代谢的正常进行，必须要求机体内部有一个相对稳定的内环境。人类脊柱稳态整体观，表现在遗传基因决定的脊柱骨关节系统、脊髓脊神经系统和附着在脊柱的肌肉韧带系统的有序性。

我们将遗传基因决定形成的系统，称为"脊柱先天自然系统"，即"先天之炁"。如果说，脊柱先天自然系统是四足哺乳动物共同特征的话，中医整脊学对人类脊柱的研究，则揭示了人类特有的"脊柱后天自然系统"，即"后天之气"。

中医整脊学研究证明，人类新生儿脊柱与四足哺乳动物脊柱是一个样的，即没有颈椎和腰椎向前的弯曲。当儿童 6 个多月坐立后，出现腰椎向前的弯曲（以下简称"腰曲"）；当 1 周岁左右站立行走后，颈椎向前的弯曲（以下简称"颈曲"）形成。颈曲和腰曲形成至发育成熟，使人类的脊柱矢状面具备 4 个弯曲——颈曲、胸曲、腰曲和骶曲。这四个弯曲决定了附着脊柱的肌肉韧带的序列，椎管的宽度，脊神经的走向，脊柱的运动功能，乃至脏腑的位置，这是解剖生理的基础。特别是腰曲和颈曲，是人类站立行走后功能决定形态的后天脊柱自然系统组成部分。中医整脊学称之为"椎曲论"，即颈腰椎曲是解剖生理的基础、病因病理的表现、诊断的依据、治疗的目标和疗效评定的标准，是中医整脊科的核心理论之一。

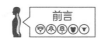

中医整脊学对人类脊柱研究发现另一个后天自然系统，是脊柱四维弯曲体圆运动规律。人类站立在地球上，脊柱无论从冠状面或矢状面都有一中轴线——圆心线。颈椎前有左右各一的斜角肌，后有左右各一的肩胛提肌和斜方肌；腰椎前有左右各一的腰大肌，后有左右各一的竖脊肌。这四维肌肉力量维持脊柱圆运动，维持系统的整体稳态。

由于系统是关联性、有序性和整体性的，对于脊柱整体而言，腰椎是结构力学、运动力学的基础。腰椎一旦侧弯，下段胸椎反向侧弯，上段胸椎又转向侧弯，颈椎也反侧弯；同样，腰曲消失，颈曲也变小，如此维持中轴平衡。

中医整脊学研究人类脊柱发现的脊柱后天自然系统，还表现在脊柱圆筒枢纽的运动力学，以及脊柱轮廓平行四边形平衡理论上。脊柱的运动是肌肉带动头颅、胸廓和骨盆三大圆筒，通过四个枢纽关节带动椎体小圆筒产生运动的。脊柱轮廓矢状面构成一个平行四边形几何图像，从而维持其系统结构的关联性、有序性和整体性。

三、疾病防治的独特作用和主导作用

脊柱疾病的发生，就是脊柱系统整体稳态性紊乱。整体稳态性来源于生命系统的协同性，包括各层次稳态性之间的协同作用。脊柱先天性自然系统的稳态失衡，来源于后天自然系统各层次稳态性协同作用的紊乱。根据系统整体稳态的规律，我们发掘整理中医传统的非药物疗法的正脊骨牵引调曲技术，并通过科学研究，使之规范化，成为中医整脊独特技术。以此非药物疗法为主要技术的中医整脊学，遵循所创立的"理筋、调曲、练功"三大治疗原则，"正脊调曲、针灸推拿、内外用药、功能锻炼"四大疗法，以及"医患合作、筋骨并重、动静结合、内外兼治、上病下治、下病上治、腰痛治腹、腹病治脊"八项措施的非药物疗法为主的中医整脊治疗学。调曲复位就是改善或恢复脊柱的解剖生理关系，达到对位、对线、对轴的目的。

根据脊柱后天自然系统——脊柱运动力学理论指导形成的中医整脊治疗学，成为脊柱常见病、多发病和慢性病共25种疾病的常规疗法，编进《中医整脊常见病诊疗指南》。更重要的是，中医整脊非药物疗法为主的治疗技术，遵循系统工程的基本定律，即"系统性能功效不守恒定律"，是指系统发生变化时，物质能量守恒，但性能和功效不守恒，且不守恒是普遍的、无限的。其依据是：由物质不灭定律和能量守恒定律可知，系统内物质、能量和信息在流动的过程中物质是不灭的、能量是守恒的，而反映系统性能和功效的信息，因可受干扰而失真、放大或缩小，以至湮灭，故是不守恒的。

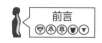
脊柱疾病的发生，是后天自然系统整体稳态（性能和功效）失衡，影响到先天自然系统的物质和能量（骨关节结构、神经、血液循环和运动功能）紊乱，进而发生病变。中医整脊学非药物为主的治疗方法，就是调整后天自然系统的性能和功效，维护先天自然系统的物质和能量（不损伤和破坏脊柱骨关节结构等组织），是真正的"道法自然"的独特疗法，也必将在脊柱病诊疗中起到主导作用。

另一方面，中医整脊在研究人类脊柱圆运动规律中，发现青年人端坐 1 小时后，腰曲消失，颈曲也变小，证明脊柱伤病的主要病因是"久坐"导致颈腰曲紊乱而发生病变，因此提出避免"久坐"，并制订"健脊强身十八式"体操，有效防治脊柱伤病。脊柱健，则身体康。中医整脊学对人类脊柱的研究，在治未病中的主导作用，必将得到充分发挥。

综上所述，《脊柱伤病 1000 个为什么》丛书将有助于广大读者了解自身的脊柱，以及脊柱健康对人体健康的重要性，进而了解脊柱常见疾病发生和防治的规律，将对建设健康中国、为人类的健康事业做出贡献。

世界中医药学会联合会脊柱健康专业委员会

会长　韦以宗

2018年8月1日

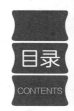

一　脊柱保健练功

二 以宗健脊强身十八式

三 常见保健练功内在机制

四 脊柱疾病的保健练功

脊柱保健练功100个为什么

一

脊柱保健练功

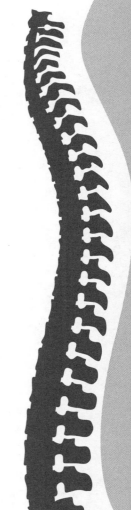

1. 为什么脊柱保健练功如此热门？

答：脊柱的健康关乎全身，它是人体的中柱，担负着承重的作用，还参与人体的运动和平衡，更重要的是对于脊髓神经有保护作用。脊柱相关病症不仅能引起大家所熟知的颈肩、腰腿痛，还涉及循环、呼吸、消化、神经、内分泌、免疫等系统的多种病症。

正是脊柱健康如此重要，脊柱问题如此困扰着大多数人，所以进行脊柱保健刻不容缓。也是因为这样，各式各样的脊柱保健练功锻炼应运而生，其中韦以宗健脊强身十八式便是其中的一个代表。由于其简便易学，无须器材，不受场地、服装、器材、时空等限制，可以在日常生活中自主锻炼脊柱等，使得许多人开始选择脊柱保健练功。因此，通过练功锻炼的方式进行脊柱保健应该说是当下最多人的选择。

（肖镇泓、唐彬彬、吴永生）

2. 为什么脊柱保健练功对于脊柱病的防治地位如此之高？

答：近二十年内，人类社会飞速进入信息社会，脊柱的运动模式短时间内发生了本质变化，电子产品的广泛应用使得很多人长期处于弯腰屈背的姿势，形成了与原始社会生活截然不同的运动模式（图1），在这种状况下，椎间盘退变加速，肌肉韧带劳损，颈椎、腰椎问题成为临床主要骨科疾病。

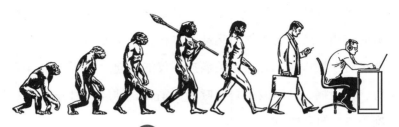

图1　人类脊柱改变趋势图

脊柱保健练功便是针对这类疾病趋势产生的，练功锻炼旨在训练特定的肌肉组织来改善慢性肌肉劳损的情况，并且训练特定的肌肉群可以借助肌肉的力量来调节脊柱退行性的改变。目前，大多数的脊柱疾病是由慢性劳损导致，通过短期药物、物理治疗等短期效果明确，但是长期工作生活等不良姿势会导致脊柱问题反复出现，因此通过脊柱保健练功来防治疾病除了可以减少药品、物理治疗器械的支出成本外，还有着简单易学、不受时空限制的巨大优势。

正是上述的优点，越来越多的人群喜欢进行脊柱保健练功，同时孕育了许多脊柱保健操，也使得脊柱保健练功地位节节攀升。

（肖镇泓、唐彬彬、吴永生）

3. 为什么脊柱保健练功重视筋骨并重？

答：脊柱疾病中很大一部分是"伤筋及骨"。中医所讲的筋，范围比较广。"筋"一般则指肌肉、韧带等软组织，这些组织附着在骨骼上，起着保护骨骼以及运动骨骼的作用。在中医整脊学中甚至还有起维系脊柱生理曲度的作用。

骨则是老百姓较为熟悉的内容，其主要功用是支持人体，保护内脏免受外力损伤。筋束骨，骨张筋，筋与骨的关系殊为密切。脊柱支持由四周的肌肉维系，大多数的脊柱疾病是由慢性劳损导致，肌肉劳损容易引发肌肉疼痛、力量不足等，疾病继续进展容易因为肌肉力量不足以及肌肉力量不对称导致脊柱前后左右维系失衡，从而出现病变。所以脊柱保健练功一是强调功能活动，二是重视筋骨并重（图2），筋柔才能骨正，骨正才能筋柔。

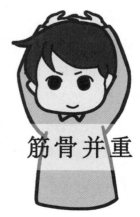

筋骨并重

正是因为筋骨两者的重要关系，所以脊柱保健练功需要同时重视二者关

 筋骨并重方是脊柱保健练功之核心

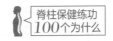
系，两者并重，所以才能真正地达到预防治疗脊柱疾病的作用。

（肖镇泓、唐彬彬、吴永生）

4. 为什么中医整脊学中的练功理论可以作为三大治疗原则之一？

答：练功是通过特定的方法如气功、导引、武术等以锻炼身体、防治疾病、抗衰延寿的一种方法。《以宗健脊强身十八式》（图3）这套练功理论，具有继承、创新、不断发展中医理论的重要意义。

中医整脊学具有三大治疗原则，分别是理筋、调曲、练功。理筋为首要疗法，调曲，即以调整和恢复椎曲为主要目的，而练功是维持疗效和康复的重要方法。调曲后练功是巩固疗效的重要措施，通过练功，使"筋出槽，骨错缝"的现象得到纠正和维持，同时树立患者自我保健的意识，纠正不良姿势习惯，维持脊柱正常结构，建立脊柱正常的平衡状态。疾病的治疗只是暂时的，症状好转不代表根本问题的解决，进行长期练功是获得正常结构的措施。因此，练功可以作为中医整脊学治疗原则之一。

（胡杏平、唐彬彬、吴永生）

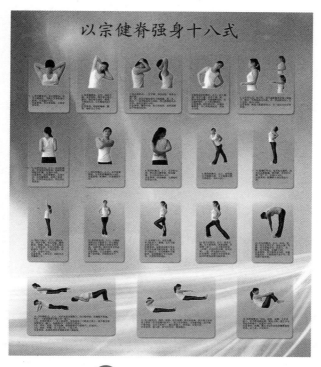

图3　以宗健脊强身十八式

5. 为什么脊柱保健练功可以提升人体肾气？

答：脊椎是督脉运行经过的部位，而督脉又是人体阳经汇聚的经脉，又有"阳经之海"的美称，两边又有膀胱经（图4）分布。脊椎的健康能促使督脉、膀胱经此二条阳气充盛的经脉经气运行流利，加强经脉上相对应的脏腑功能，达到防病、治病的疗效。中医认为脑髓、脊髓与肾精之间存在流动关系，而肾气是脊椎健康的来源。

脊柱保健练功可以增强督脉、膀胱经周围的气血流动，改善脊柱生理情况，还可以起到间接按摩五脏六腑的作用。另外，肾脏处于人体的下位，肾气宜升不宜降，由于腰脊不停地运动，使人体产生各种各样的姿态，配合拳势呼吸及内气鼓荡，使脊柱有节律伸缩张

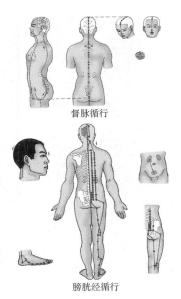

督脉循行

膀胱经循行

图4 　督脉和膀胱经循行聚气于脊柱

弛，处在脊柱周围脏腑的背俞穴以及督脉上的穴位就得到按摩和锻炼，还能改善血脉流通，温煦全身，肾气得温则升，所以这些调节五脏六腑的方法对于提升人体肾气有着很好的帮助。

（肖镇泓、唐彬彬、吴永生）

6. 为什么脊柱保健练功符合传统中医 "上工治未病" 的思想？

答："上工治未病"出自中医学经典著作《灵枢·逆顺》：

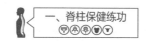

"上工治未病，不治已病，此之谓也。"

"上工治未病"的第一层意思，是指高明的医生会在疾病尚未出现时就采取预防措施，就是未病先防。随着社会的发展，脊柱疾病的患者也越来越多，但在患病的人群之外，亚健康的人群数目也不容忽视。比如，很多都市白领长时间维持坐位会使腰椎曲度逐渐变直，在早期往往表现出腰酸，而在进行腰部的影像学等检查后却未能发现腰椎的明显病变，此类人群即是潜在脊柱疾病的亚健康人群；而脊柱保健练功可以活动锻炼腰大肌等组织，使脊柱生物力学恢复平衡，起到预防脊柱亚健康进一步发展为脊柱疾病。从上面的例子可以看出，中医整脊学的脊柱保健练功是"上工治未病"的充分体现。

（肖镇泓、唐彬彬、吴永生）

7. 为什么脊柱保健练功理论五花八门、各家各言？

答：如同春秋战国时的百家争鸣，各种学术思想各圆其说，众多思想家百川交流，相互激鸣。如今医学也是一样，有许多不同的方法、方式在被发现，被提高，被完善。医学是一种依靠经验的学科，医生对于疾病认识，首先从书本、理论知识中去了解它，进而慢慢从社会实践中去改善对它的认识，对其特殊性的发现，在这个过程中逐渐形成了自身的认识观。当经验累积到一定程度时，就会形成自己的一套理论体系，这时候对于某个疾病的认识，就形成了一种独特的思考方法。在中国两千多年的文明中，出现了许许多多优秀的医学家，他们结合自己的时代及所处的地域提出了许多理论。在脊柱保健中也是如此，据《史记》记载："上古之时，医有俞跗，治病不以汤液醪醴、镵石、跷引、案抚（图5）、毒熨。"其中，"跷引""案抚"为最早的整脊手法。因此，发展到今天就有了如此五花八门的脊柱保健练功理论。

"跷引""案抚"是最早的整脊手法

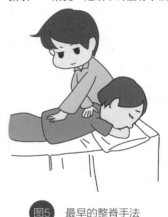

图5　最早的整脊手法

（肖镇泓、唐彬彬、吴永生）

8. 为什么在中国古代能创造出众多脊柱保健练功方法？

答：脊柱保健练功在古代有不同的叫法，如"导引"（图6）。"导引"这一术语即医疗体操或医疗体育的意思。"导引"产生及发展的基本指导思想，是认为运动能够强身祛病，是一种以肢体活动为主，配合呼吸吐纳的运动方式，运用医学

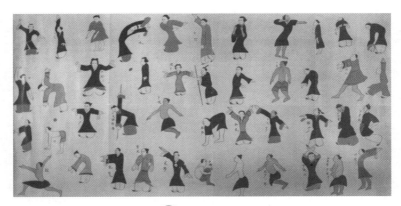

图6　古代导引术

导引，针对身体一定部位病痛或按一定脏腑、器官保健的需要而编制的保健练功方法，类似于我们熟悉的八段锦，八段锦是古代导引术逐步走向简约化的具体展现。还有明末清初的易筋经，十二势连贯成套，具有全面锻炼身体的价值。

综上，正是中国古代人民的聪明智慧，并且结合人类生理特点，将其融合进了工作、劳作等实际情况，随后经历了历代人民的改良，才能够创造出众多脊柱保健练功的方法，而这些是我国宝贵的古代文化遗产，在当今全民健身的大好形势下，应使更多的人充分认识和了解脊柱保健练功的功能和特点，结合其自身状况，有选择地、有针对性地去练习，从而达到祛病强身、健康长寿的目的。

（胡杏平、唐彬彬、吴永生）

9.为什么脊椎保健练功不是患者优先考虑治疗脊椎病的方法?

答:脊柱保健练功是结合脊柱现代解剖生理学、生物学、运动力学的一种保健方法，它可有效地恢复正常的肌力平衡，调整脊柱的生理曲度及结构，提高脊柱周围肌肉的兴奋性，促进局部组织新陈代谢，消除炎症，缓解全身症状。然而，脊柱保健练功不是万能的，任何的治疗方法都有相应的适应证，脊柱保健练功适用于脊柱未出现严重器质性病变（如脊椎骨折、脊神经损伤等）的轻微骨错缝、肌肉劳损等疾患，治病者防患于未然才是脊柱保健练功的根本目的。而大多数脊柱病的患者不重视提前预防，出现了严重症状后一味寻找药物手术治疗，此时再进行保健练功锻炼效果甚微，需要配合其他治疗方法。因此，归根结底，人们缺乏预防保健的意识，缺乏中医治未病的思想，结果就是不重视脊柱保健练功。把脊柱保健练功作为日常生活维持健康的一部分是我们一直所提倡的。

（胡杏平、唐彬彬、吴永生）

10.为什么脊椎保健练功频率与疗效不相关?

答:中医脊柱保健练功是以中国传统哲学为基础，结合中医传统疗法及脊柱生理结构、功能所提出的。中国传统文化中儒家所讲中庸之道，过犹不及，物极必反，凡事都有"度"。脊柱保健练功也有"度"，并不是频率、次数越多，效果越好（图7）。当脊柱保健练功频率过于密集时，会加速脊柱旁肌肉及韧带的劳损，相反达不到预防及治疗的目的。此外，

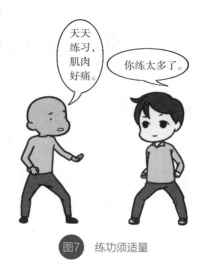

图7 练功须适量

脊柱保健练功的频率因人而异，壮实之人较体弱之人练功次数多，因其肌肉丰厚，力量难以渗透于内，频率过少时达不到脊柱保健练功的疗效。不同时期脊柱亚健康的患者，保健练功的频率也有区别，疗效各异，分期论治。早期患者脊柱保健练功的频率少，治疗效果明显；晚期患者练功次数及频率相对于早期要多，缓慢起效。之所以要提出脊柱保健练功的适应证、禁忌证及注意事项，是为使其规范化，减少不良事件的发生。

（肖镇泓、唐彬彬、吴永生）

11. 为什么脊柱保健练功的目的之一是恢复脊柱正常曲度？

答：颈椎、腰椎生理曲度是在人体站立行走后的20年内形成的，两个生理曲度构成了人体脊柱力学的形态学基础，同时是运动力学的基础，以及脊柱内及相邻的相互关系的生理基础，正常生理曲度如图8。其中，韦以宗教授指出脊柱伸缩、屈仰、侧弯和旋转，均取决于颈、腰曲组成的弧度、椎体关节突关节的骨关节距和关节孔的方位。脊柱为人体的中轴，颈、腰曲的形成，也决定了躯体与脊柱相关组织的形态结构及脊柱的相互关系。人类发育形成的颈、腰曲，是正常生理功能所必须依赖的形态结构。此结构一旦紊乱，必影响到脊柱的运动功能。可以说，颈、腰曲是脊柱的生理和病理的共同基础，是伤病诊断相互关联的组织的功能。

综上所述，椎曲的改变是发病的主要原因，通过脊柱的保健练功，改善椎曲后最终保护脊柱的功能，也是

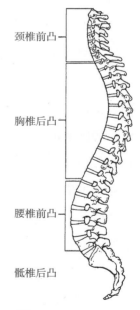

颈椎前凸 —

胸椎后凸 —

腰椎前凸 —

骶椎后凸 —

 正常脊柱生理曲度

脊柱保健练功重要目的之一。

（肖镇泓、唐彬彬、吴永生）

12. 为什么适度的脊柱保健练功不会使原本肌肉劳损加重？

答：超越人体生理能力的活动（运动、劳动），会导致机体组织和气血的急慢性损伤，这属于因劳致损。因此，机体长期不活动，也可以导致慢性损伤。这两种损伤，都属于劳损。

在生活中，我们最常见的是腰部及颈部的肌肉劳损。目前现代人的颈椎劳损主要来自于长期低头看手机，而腰肌的劳损主要由长期工作处于坐位引起。正如上题所述，脊柱保健练功的目的是改善颈椎和腰椎的曲度，从而可以缓解颈腰部肌肉的疲劳。而脊柱保健练功的动作设计则是改善上述不良姿势导致的椎曲紊乱。通常情况下，我们需要轻巧、柔和地进行脊柱保健锻炼（图9）。如太极拳、八段锦等较为柔软的功能方法，切勿追求快速。调畅气血，疏通经络，改变疲劳、痉挛的肌肉受力状态，从而改善肌肉的劳损。这样的练功方式才可

脊柱练功是小幅度进行的，有肌肉劳损也不怕的哦！

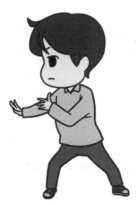

 练功须小幅度进行

以避免加重劳损的情况出现。

（胡杏平、唐彬彬、吴永生）

13. 为什么脊柱保健练功需要持续进行?

答：脊柱保健练功，是维持脊柱正常功能及形态的重要保健措施。我们一次两次的运动，并不能起到立竿见影的效果。如同刷牙，刷一次不能看见牙齿变白，得每天刷，如果你几天不刷牙，那很快就可以看见牙齿变黄。

脊柱保健练功如同生活中的体育锻炼，需要持之以恒（图10）。脊柱保健练功能够给予我们身体及心理上的健康。生理上，有利于人体脊柱的形态及功能的保持，促进身体骨骼、肌肉的生长，增强运动系统的作用。心理上，脊柱保健练功具有调节人体紧张情绪的作用，能改善生理和心理状态，恢复体力和精力；根据生物学"用则进，废则退"的规律，坚持脊柱保健练功能够促进身体的健康，如果不坚持则容易让身体倦怠

脊柱练功要坚持才有疗效哦!

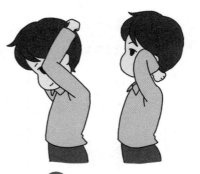

图10 练功需要坚持

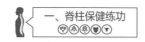

疲劳。

综上所述，只有持之以恒的练功锻炼，才可以改善脊柱生理情况，达到脊柱保健的良好效果。

（肖镇泓、唐彬彬、吴永生）

14. 为什么有时进行功能锻炼后症状无明显改善反而加重?

答：功能锻炼能改善我们的健康，使我们体魄强健，但有时候我们会在疏忽之下出现功能锻炼之后症状加重的表现。正如前文所述，进行脊柱保健功能锻炼的目的在于改善椎曲，而部分人群椎曲增大，部分则减小。这种情况常见于腰椎曲度出现问题的患者，在以宗健脊强身十八式中有部分功法适用于椎曲增大的患者，而一些则适合椎曲减小的患者，当练功者没有根据自身情况盲目选择练功方式则容易导致不适的情况出现，而且达不到保健的效果。除了前面所阐述的椎曲问题，还包括病情适应证，如前面提到的疾病急性期行功能锻炼，还有患者过量运动导致的。

所以，患者要根据适应证选择合适的锻炼方式。在进行脊柱保健练功的时候，最好根据自身影像学资料情况，在整脊医师的建议下选择合适的整脊练功方法，从而达到最佳的治疗效果（图 11）。

脊柱保健练功需要在医生的指导下进行，不恰当的锻炼反而不利于健康。

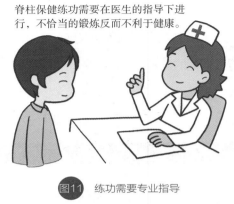

图11 练功需要专业指导

（肖镇泓、唐彬彬、吴永生）

15. 为什么脊柱保健练功最好不要在空腹状态下进行？

答：健康的人群中，人体在运动的时候，需要大量的能量，而人体能量主要来源于食物中的碳水化合物。通常，清晨时人体的血糖会偏低，有些人在晨练的时候易出现头晕眼花的症状，因为一大早起床后，人体内的营养成分几乎消耗完了，这时血液中血糖的浓度也会随之降低许多。如果在空腹时候还进行锻炼，不但不会起到保健身体的作用，而且还会出现头晕眼花的症状。糖与脂肪代谢如图12所示。

如果自身处于空腹的状态，则人体消耗的能量主要来源于脂肪。当人体开始以自身的脂肪为能量时，这时血液中的游离脂肪酸会明显增高，而这种脂肪酸就会成为心脏进行活

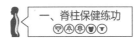

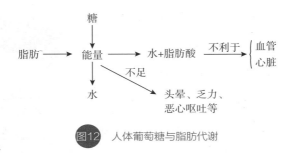

图12 人体葡萄糖与脂肪代谢

动的能量来源，如果心脏长期摄取过多这种物质，就会出现各种心律失常，甚至更严重。另外脂肪酸累积会导致血管变性，增加血管内壁负担，诱发心血管疾病。

（肖镇泓、唐彬彬、吴永生）

16. 为什么脊柱保健练功在无药物对症处理下也能达到止痛的效果？

答：疼痛是临床上最为常见的一个症状之一，也是我们最不想忍受的一种症状。药物在治疗疼痛中，是一种常规且很有效的方法，但临床不局限于此一种方法，还有针灸、推拿、理疗、热敷等方法。对于腰背部疼痛或因脊柱改变而引起四肢疼痛的疾病，可通过调整脊柱而改善症状，这就是我们所谓的脊柱练功（图13）。

正所谓"不通则痛"，脊柱气机不畅则出现疼痛，局部肌肉痉挛，脊柱失稳。脊柱的形态决定了功能，而功能也影响到形态结构，所以通过脊柱保健等锻炼，协调了椎旁肌肉的平衡，改变椎体所处的状态及位置，从而达到纠正关节、肌肉、韧带等结构的疲劳状态，从而使刺激、疼痛产生的原因得到调整，最终达到缓解症状的效果。

（肖镇泓、唐彬彬、吴永生）

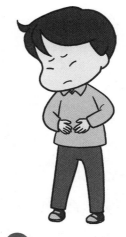

图13 练功也有止痛效果

17. 为什么脊柱保健练功不推荐坐位锻炼？

答：一般认为，久坐腰肌血液不流畅会产生酸痛，韦以宗等研究发现，久坐后腰椎整体下沉短缩，身体中轴垂线也从原来的骶椎前缘落到后缘。坐位为何导致腰椎整体下沉，主要是坐位使髋关节屈曲，而连接5个腰椎和第12胸椎的腰大肌处于松弛状态，整体腰椎失去了前缘的支撑和牵引力，椎体之间的椎间隙由前宽后窄变成了前后等宽，而椎间隙内含的椎间盘在重力作用下向后方蠕变。长久坐位使得椎间盘后凸，其纤维环变性而导致腰椎间盘突出。

而脊柱保健练功的目的是调节脊柱的曲度，改善脊柱的疲劳，在坐位练功容易导致上述的脊柱问题，并且可能加重症状，故不建议坐位练功（图14）。

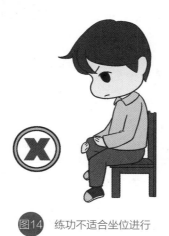

图14 练功不适合坐位进行

（胡杏平、唐彬彬、吴永生）

18. 为什么脊柱保健练功还能缓解心率失常、头痛眩晕、胃痛腹泻、血压异常等情况？

答：人的脊椎一旦出现异常，压迫神经，可出现颈、腰部的疼痛和麻木，还会发生心律失常、头痛眩晕、胃痛腹泻、血压增高、性功能障碍等。目前医学研究发现，有超过百种的疾病与脊椎有关（图15）。以下举例说明：

颈椎外伤、劳损、感受风寒湿邪、退变等原因，使颈椎间组织失稳或错位，或组织松弛、痉挛、炎症改变等因素，直接或者间接刺激颈交感神经、椎动脉、引起脑内缺血、血管舒张收缩中枢功能紊乱，而导致中枢性血压异常。

由于血压异常导致的颈椎病，在通过脊柱保健预防颈椎病的发生是预防本病发生的关键，如果通过有效的脊柱保健治疗颈椎病，则本病的预后较好。另外，因为颈椎、胸椎错

可能您的内科疾病也与脊柱相关哦

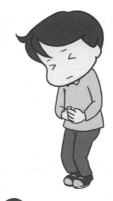

图15　内科疾病也可能与脊柱相关

乱引起的心悸胸闷、腹胀、胃脘等不适，也可以通过相应的脊柱保健练功锻炼得到纠正。

（肖镇泓、唐彬彬、吴永生）

 19. 为什么脊柱保健练功需要同时重视人体骨盆及髋关节结构？

答：盆骨及髋关节是形成腰曲和骶曲的骨性解剖基础。骨盆向上连接脊柱，向下连接下肢（图16）。骨盆的运动引起髋关节和腰椎关节的运动。臀部的肌肉组织通过相反的动作形成骨盆运动。髋关节需要保持动态稳定的状态，但人体在

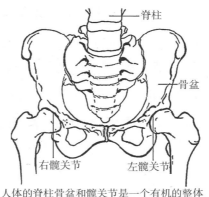

人体的脊柱骨盆和髋关节是一个有机的整体

图16 骨盆与脊柱相连

移动的时候骨盆会发生旋转，从而带动腰椎，以及整个脊柱的旋转，长期以往，则会造成体态的改变（脊柱侧弯、旋转、生理曲度改变）。因此髋关节及骨盆病变，都会限制脊柱的活动，会对平衡和姿势控制造成影响。

所以我们在练功的时候除了增加骨盆稳定性，同时也要兼顾髋关节、骶髂关节灵活性的训练和伸展，认识到脊柱、骨盆、髋关节是一个有机的整体，相互不可分割。

（肖镇泓、唐彬彬、吴永生）

20. 为什么中医整脊治疗须从整体角度出发，辨证施治？

答：整脊是以理筋、调曲、练功为三大治疗原则，其中理筋、调曲是治疗；练功主要是患者自我锻炼，因此，在整脊临床中，医患合作是第一需要。

整脊对脊柱骨关节的复位要求恢复力线。这力线主要是"椎曲"，特别是"腰曲"和"颈曲"。因此，在治疗上需要内外兼治。通过辨证，上病下治是中医整脊的一大特色和创新。如临床上颈曲变直、反弓的颈椎病，调胸椎和腰椎；胸椎侧凸，调腰椎。正所谓"上梁不正下梁歪"（图17），要调整下梁就先调整上梁，如此才能达到调曲复位的目的。充分运用整体观念以及辨证施治进行治疗便是中医整脊治疗的一大特色。

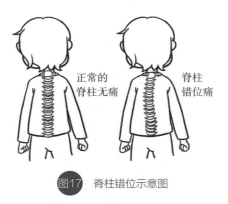

正常的
脊柱无痛

脊柱
错位痛

图17　脊柱错位示意图

因此，为了配合更好的整脊治疗，脊柱保健练功锻炼需要从整体出发，根据整脊理论辨证选择练功内容。总而言之，中医整脊围绕着治疗的三大原则，充分体现了具有中医特色的辨证治疗观，我们在临床上必须正确使用，才能提高疗效。

（肖镇泓、唐彬彬、吴永生）

二 以宗健脊强身十八式

21. 为什么以宗健脊强身法有十八式？

答：以宗健脊十八式作为一套脊柱保健练功训练体操，有如下几个特点：①针对性地涵盖了常见的劳损肌肉，针对现代人群久坐久站等特点，特异性指导锻炼者锻炼特定肌肉，对于肌肉劳损病变疗效明确。②内容简单易学，不受服装、场地限制，适合绝大多数的脊柱病患者进行练习。③与中国整脊学内容密切相关，与脊柱调曲相辅相成，"以宗健脊十八式"是集治疗和预防于一体的功法，有助于整脊治疗的患者进行保健，预防复发。

正因为如上特点，以宗健脊强身法需要有十八式才可以针对脊柱伤科疾病的多数病变肌肉以及脊柱曲度的不同变化，同时合理地选择了十八个功法，包含了常见脊柱劳损肌肉的锻炼，并且选择了不受时空限制的运动方式。"以宗健脊十八式"就这样诞生了。

（肖镇泓、黄镤）

22. 为什么脊柱疾病患者需要以"以宗健脊强身十八式"为规范进行锻炼？

答："以宗健脊十八式"是韦以宗教授研究中国传统医

学导引、整脊，防治颈腰痛的经验，结合现代解剖生理学、生物力学、运动力学，根据临床观察总结出来的自我锻炼的十八式健脊体操（图18）。

以宗健脊强身十八式可以从颈椎一直锻炼到腰椎。

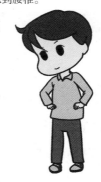

图18　"以宗健脊十八式"锻炼价值高

脊柱功能解剖学研究表明，人体脊柱正面观是垂直的中轴线，侧面观则是人体站立后发育过程形成的颈曲向前、胸曲向后、腰曲向前、骶曲向后的四个椎曲。这四个椎曲是按平行四边形数学规则形成的，由其轮廓（背侧的肌肉、胸肋骨、腹肌及腹内压的协调压力）维持平衡。椎曲一旦紊乱，脊柱内含之脊髓、神经根、椎动脉、椎间盘等，所穿越的通道——椎管、椎间隙、椎间孔，均会相应受挤压、变小。因此，大部分颈腰痛之病因均源于椎曲的紊乱。

"以宗健脊十八式"根据这些科学理论，以十八式体操形式，分别运动相关的肌肉、韧带，使已受损的肌肉得到自我调节，恢复肌力，未受损的肌肉达到协调统一，力量平衡。

（肖镇泓、黄镲）

23. 为什么认为"以宗健脊强身十八式"是动静结合的疗法?

答：中医整脊治疗脊柱疾病的治疗应在辨证论治的基础上，贯彻动静结合，筋骨并重，内外兼治，医患合作的治疗原则。其中动静结合为第一大原则，动即功能锻炼，静即静态稳定，高山流水是动静脉结合的典范（图19）。对于"静"的认识，以宗健脊强身十八式是根据不同疾病的损伤机制制定的一种脊柱练功训练，在练功过程中，同时融入了静态稳定的一种状态，如"前弓后剪式"要求患者进行屈膝后，固定姿势以利于拉伸韧带肌肉，同样起到锻炼的作用。

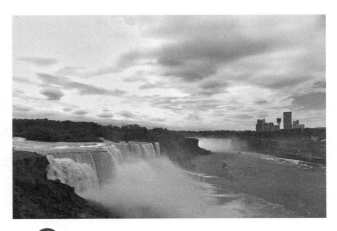

图19 高山流水是动静脉结合的典范，脊柱保健练功亦是

对于"动"的认识，治疗脊柱疾病时，除了药物治疗；肌肉损伤的恢复也必不可少。如果不进行功能锻炼，脊柱劳损、损伤的功能难以恢复，只有进行功能锻炼，脊柱疾病才能恢复。功能锻炼是治疗不可缺少的一个重要治疗措施。

所以我们可以说"以宗健脊强身十八式"是动静结合的疗法，要充分理解每个疾病动与静的要点，并能把动与静进行有机结合，才能更好地促进恢复。

（肖镇泓、李子祺、黄镶）

24. 为什么"以宗健脊强身十八式"可以有效松解肌肉紧张？

答："以宗健脊强身十八式"是以恢复肌肉力量为主，同时辅助松解肌肉紧张的一种练功方式。它是韦以宗教授根据中国传统医学古籍，结合临床经验，通过研究现代医学的解剖生理学、生物力学、运动力学，提出的一种针对脊柱附近相关肌肉的锻炼、恢复劳损以及功能保健的训练体操。这样的练功方式更具有针对性，保健效果相对一般方式更有意义，帮助更大，特别是"以宗健脊十八法"。根据这些科学理论，以十八套体操形式，分别运动相关的肌肉、韧带，使已受损的肌肉、韧带得到自我调节，恢复肌力，除去疼痛后便可以缓解肌肉紧张，促进肌肉的放松。例如第二式"抱头侧颈式"（图20）则针对斜角肌、胸锁乳突肌和斜方肌的功能特点，通过颈部侧屈的方式，训练上述肌肉，达到缓解肌肉紧张的效果。

肌肉紧张练一练以宗健脊强身十八式，就可以缓解哦！

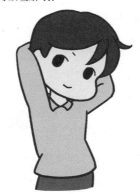

图20　"以宗健脊十八式"锻炼价值高

（肖镇泓、黄镆）

25. 为什么"以宗健脊强身十八式"中第二式"抱头侧颈式"适合习惯单向转身的教师、接待人员等？

答："抱头侧颈式"的体操运动：正立，两目平视，双手屈肘，两手掌合拢于脑后，然后将头颈往一侧屈，并稍加压力，左右侧屈反复多次（图21）。

如果长期头颈单向运动（即经常向右或左的一个方向转动），例如教师上课习惯单向转身向学生、向黑板，办公室接待客人长期向同一方向转头，或者长期坐教室侧方的学生等，可导致斜角肌、胸锁乳突肌和斜方肌单侧肌肉长期维持在紧张状态，而另一对肌肉则处于放松状态，导致紧张一侧肌肉长期劳损（运动多充血，运动少缺血），并且肌力不平衡，而对侧肌肉失用萎缩。

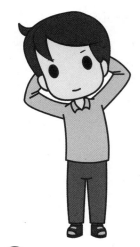

图21　第二式"抱头侧颈式"

颈椎中轴位依靠两侧斜方肌、胸锁乳突肌和斜角肌维持平衡，进行抱头侧颈式的功能锻炼可以充分运动和训练这两组肌肉的肌力——即前方的前、中、后斜角肌，胸锁乳突肌以及后方的斜方肌，运动过程中除了可以锻炼肌肉，改善局部肌肉循环情况外，还可促进受损肌肉恢复正常的血供，受累者不致损伤。而长期失用的一侧肌肉则可以通过锻炼增强肌肉力量，从而使得两侧肌肉力量平衡，维持或恢复正常颈椎力学平衡，最终达到"筋柔骨正"的效果。

（肖镇泓、黄镇）

26. 为什么"以宗健脊强身十八式"中第三式"抱头屈伸式"适合长期低头及半低头工作者?

答:"抱头屈伸式"的体操运动:两目平视,双手屈肘,双掌合拢后脑,按压后脑屈颈至下颌抵胸,抱头——双手略加压力对抗,使之慢慢抬头并后伸,反复多次(图22)。

长期进行低头或半低头工作,如进行阅读、书写、电脑操作等,容易导致颈前方的斜角肌等屈曲肌肉长期处于收缩状态,而颈后方的伸肌群以及周围软组织因为处于被动拉伸状态,局部肌肉紧张,血液无法营养局部肌肉组织,导致肌肉及附近的软组织出现劳损的情况,特别是项韧带。该韧带起到支撑头颅重力,维持颈椎正常向前弯曲的曲度以及各颈椎中轴位置的重要作用。一旦周围软组织出现劳损,肌肉维持支撑颈部后仰的力量就会下降,颈椎骨骼失去颈椎后方肌肉及韧带的力量去维系,则会导致颈部抬头力量不足,长期头部下垂。

"抱头屈伸式"通过颈部屈伸

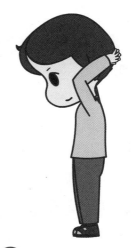

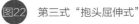
图22 第三式"抱头屈伸式"

活动达到锻炼颈部与损伤之伸肌群，运动过程中可以锻炼肌肉，改善局部肌肉循环情况，而长期收缩紧张的一侧肌肉则可以通过锻炼放松肌肉，从而使得两侧肌肉力量平衡，维持或恢复正常颈椎力学平衡。

（肖镇泓、黄镁）

27. 为什么进行"以宗健脊强身十八式"中第四式"侧颈双肩松肩胛式"时，会出现上肢麻痹感？

答："侧颈双肩松肩胛式"的体操运动：正立，自主侧颈，双手下垂，抖、摇动双肩带胛，先前摇 8×2 次，再后摇 8×2 次，上下抖动 8×2 次（图23）。

颈椎依靠颈部前后肌肉群进行侧屈、侧旋运动。如果长期劳累及风寒外袭，可导致一侧斜方肌、肩胛提肌痉挛、粘连，如松肩过程中，自感有麻痹感者，则属于有肌肉粘连，应加大力度。侧屈后，可使屈侧肌肉松弛，伸侧肌肉紧张，松肩运动使其各肌肉起止点受

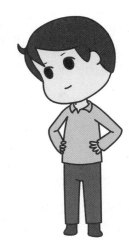

图23　第四式"侧颈双肩松肩胛式"

到牵拉、抖动，松解粘连，恢复肌力。

颈椎以及后方的肩胛骨依靠两侧斜方肌、肩胛提肌保持平衡，进行侧颈双肩松肩胛式的功能锻炼可以充分运动和训练这两组肌肉的肌力，运动过程中除了可以锻炼肌肉，改善局部肌肉循环情况，还能促进受损肌肉恢复正常的血供，使受累者不致损伤，恢复肌力，维持或恢复正常颈椎力学平衡。因此，"侧颈双肩松肩胛式"锻炼时，出现上肢麻痹感是肌肉粘连，此时应该加大力度，以期早日康复。

（肖镇泓、黄镶）

28. 为什么进行"以宗健脊强身十八式"中第七式 "抱肩转胸式"可以纠正胸椎关节错缝？

答："抱肩转胸式"的体操运动：正立，双手抱紧两肩，左右转摇胸廓反复多次（图24）。

肩胛骨上部附近的冈上肌、肩胛提肌、斜方肌等肌肉，可使肩胛上移。上述肌肉均附着在肩胛骨上，而肩胛部肌肉可因长期单一上肢活动或风寒而受损，肌皮缺血粘连，

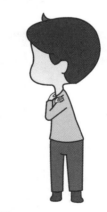

图24 第七式"抱肩转胸式"

同样可导致胸椎椎体被一侧肌肉粘连，使得胸椎关节不平衡，出现紊乱、错缝等情况。

而纠正胸椎关节紊乱、错缝，可以通过改善肌肉力量的方式来达到。通过旋转胸廓来运动肩胛内大、小菱形肌，从而通过增强或者改善肌肉力量，来增加胸椎中轴位的稳定作用（左右平衡），左右转动胸廓，调节肩胛内肌肉（即附着在肩胛骨上的大、小菱形肌等）对胸椎的平衡力，纠正胸椎关节错缝。

（肖镇泓、黄镖）

29. 为什么"以宗健脊强身十八式"中第八式"抱背转胸式"适合白领、司机等长期久坐人群？

答："抱背转胸式"的体操运动：正立，双手转向背，掌心按压腰背部，转动胸廓，反复多次（图25）。

司机、白领等人士需要长期久坐，在坐位时，腰背部肌肉明显紧张支撑以及维持脊柱的背伸，从而使脊柱挺直。这些肌肉处于胸椎与腰椎之间，是胸腰部的脊柱运动的重要枢纽，即它们通过运动胸廓可带动腰椎。其运动力主要是腰背部肌群，可因长期坐位，使得肌肉过度使用而出现肌肉劳损的情况，当背侧肌肉受到劳损或风寒损伤时，肌肉粘连、紧张，表现为持续紧张，从而使胸腰椎前后两侧肌肉力量失去平衡，导致腰椎、胸椎向局部肌肉紧张的一侧屈曲，导致胸腰椎关节紊乱，产生腰背痛。

而"抱背转胸式"要求双手抱腰背部，以稳定上述肌肉的交汇处，通过转动胸廓，运动肌肉，改善肌肉血液循环，消除肌肉紧张、粘连等情况，使肌力协调平衡，恢复损伤，所以十分适用于长期久坐人群。

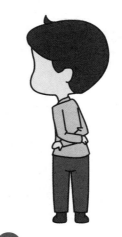

图25 第八式"抱背转胸式"

（肖镇泓、黄镶、李子祺）

30. 为什么进行"以宗健脊强身十八式"中第十式"挺胸后伸式"和第十一式"顶天立地式"时要发出"呵"和"呼"声？

答："挺胸后伸式"的体操运动：双手按压胸背，双肩往后做挺胸，略伸腰，并同时喊出"呵"声，反复多次。"顶天立地式"的体操运动：立正，稍息步态，两目平视，双足站稳，腰背挺直，收腹，抬头，双手五指交叉，上举头顶，并

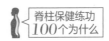
向上伸展，同时喊出"呼"，双手放下，再上举，反复多次（图26、图27）。

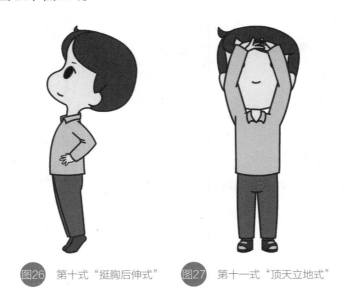

图26 第十式"挺胸后伸式"　图27 第十一式"顶天立地式"

这两式主要是通过提升胸廓和扩展肋骨，活动胸椎，运动附近附着的肌肉，松解粘连的局部肌肉、韧带等，从而达到治疗保健胸椎的重要目的。然而胸椎两侧均附着着肋骨，肋骨向前环抱胸廓。人呼吸时，肋骨随着胸廓扩张以及收缩，所以胸椎以及附近肌肉的锻炼需要配合胸廓、肋骨的活动。

发出"呵""呼"的两种声音便是辅佐呼吸运动的一种方式。在运动胸椎以及肌肉、韧带的同时，发出"呵""呼"的声音能更好地将胸廓内的气体排出，使得附近肌肉活动更加充分，

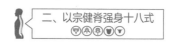

促进血液循环，改善肌肉粘连情况，带到防病以及脊柱保健的效果。

因此，"挺胸后伸式"和"顶天立地式"时要发出"呵"和"呼"声来调畅气机，辅助呼吸以及运动而达到脊柱保健的目的。

（肖镇泓、黄镆）

°31. 为什么进行"以宗健脊强身十八式"中第十五式"点头哈腰式"可以锻炼腰椎伸肌群，维持脊柱的支撑？

答："点头哈腰式"的体操运动：正立，分步，挺膝，双手五指交叉，屈低头颈、弯腰，双手抵地方向；再直立，弯腰，双手抵地，反复多次（图28）。

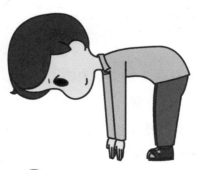

图28　第十五式"点头哈腰式"

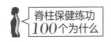
这一个动作要求锻炼者反复弯腰并双手抵地，这一过程中能反复训练到腰部肌肉的腰部伸肌群。腰部伸肌群主要有棘突间肌、竖脊肌，位于脊柱两侧以及腰背部，可以固定棘突，当其收缩时可以后伸腰部，即使弯曲的腰部挺直，挺直的腰部向后方伸展。进行"点头哈腰式"锻炼时，从弯腰到直立的过程中就是利用了背部腰椎伸肌群的力量，不断弯腰直立，利用了上身的重量来锻炼后方腰椎伸肌群的力量。因此进行锻炼时要充分弯腰，并完全挺直腰部，这样才能达到最好的训练效果。

所以说，进行"点头哈腰式"锻炼可以增强腰椎伸肌群，维持脊柱的支撑，并且对于腰腿痛的治疗有一定的帮助。

（肖镇泓、黄胱曦）

32. 为什么进行"以宗健脊强身十八式"中第十五式 "点头哈腰式"时，双膝不能屈曲？

答："以宗健脊强身十八式"中的第十五式"点头哈腰式"，要求锻炼者双手交叉，低头弯腰，双手抵地，再直立，反复多次，但是要求锻炼者双手尽量抵地，如不能抵地则尽量下弯腰部，但双膝不能弯曲（图28）。

进行"点头哈腰式"锻炼时，从弯腰到直立的过程中就是利用了背部腰椎伸肌群的力量，不断弯腰直立，利用了上身的重量来锻炼后方腰椎伸肌群的力量。但是如果在弯腰过程中，锻炼者双膝屈曲，则会导致腰部肌肉放松，未能达到紧绷肌肉并且锻炼肌肉的效果，容易导致事倍功半。因此即使因为锻炼者自身肌肉韧带无法充分放松导致双手不能抵地，也应该尽可能地用双手抵地，当仍然无法双手抵地的时候，不可屈曲膝关节，而应该反复锻炼，拉松韧带，逐渐达到双手抵地的要求。

（肖镇泓、黄胱曦）

33. 为什么"以宗健脊强身十八式"中第十二式"剪步转盆式"适用于久坐人群？

答："以宗健脊强身十八式"的第十二式"剪步转盆式"要求锻炼者，立正，右脚起步跨至左下肢前方，后左脚起步跨至右下肢前方呈剪刀步态，向前8步；退后反交叉步态，向后8步（图29）。

当人处于坐位时，腹部的肌肉大都处于一个松弛放松的状态，而背部的肌肉则较为紧张，以维持坐位时的脊柱高度。大腿内收肌群及腹肌群则负责维系腰椎稳定。长期坐位时，上述肌肉长时间保持松弛状态，肌肉力量失去锻炼，使腰部

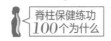
前方力量失稳，导致驼背等姿势不良。而"剪步转盆式"，首先要进行双下肢交叉运动，这样主要运动大腿内收肌群及腹肌群，通过锻炼，改善局部肌肉的血液循环，从而恢复腹部肌肉以及大腿内收肌群的肌力平衡。因此，"剪步转盆式"适用于久坐人群，有助于改善腰部疼痛不适以及久坐引起的姿势不良。

（肖镇泓、黄胱曦）

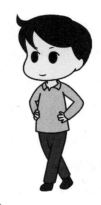

 第十二式"剪步转盆式"

34. 为什么进行"以宗健脊强身十八式"中第十二式"剪步转盆式"和第十四式"前弓后箭式"锻炼大腿内收肌群可以维系腰椎稳定？

答："以宗健脊强身十八式"的第十三式"剪步转盆式"的动作要求同上。第十四式"前弓后箭式"要求锻炼者，站立，双手叉腰，右下肢前跨，身体前倾，并屈膝（前弓），左下肢向后伸直（后箭），再后退回伸右膝，身体后倾，一前一后反复进行（图30）。

维持腰椎的肌肉可以大致分为前后两组，前方主要是腹部的肌肉以及大腿内收肌群；后方则有腰部的竖脊肌、棘突间肌等，腰椎稳定需要前后方的肌肉共同维系。所以，大腿内侧的内收肌群与腹部肌肉有共同维系腰椎稳定的作用。

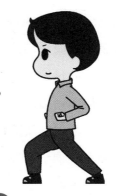

图30 第十四式"前弓后箭式"

"以宗健脊强身十八式"的第十三式"剪步转盆式"锻炼作用机制前文已述。对于第十四式，则在十三式基础加强大腿内收肌的锻炼，并有防治膝关节骨性关节炎的作用。因此，"剪步转盆式""前弓后箭式"均有锻炼大腿内收肌群的作用，可以维系腰椎稳定。

（肖镇泓、黄胱曦）

35. 为什么进行"以宗健脊强身十八式"中第十五式"金鸡独立式"可以锻炼骶髂韧带？

答：骨盆之髂骨与骶骨组成了骶髂关节，由韧带连结并进一步加固，此韧带即为骶髂韧带。"以宗健脊强身十八式"中第十五式的"金鸡独立式"要求锻炼者双手叉腰，单下肢直立，弹跳，左右脚反复练习（图31）。其运用了身体垂直弹性力，弹跳过程中，单腿抬高，同侧的骨盆向上倾斜，拉伸了骶髂韧带，从而活动已经劳损的骶髂韧带，通过锻炼骶髂韧带，改善局部肌肉的血液循环，增强其韧带维系力量，使劳损者恢复韧带原有的功能，改善维系力量，进而改善骨盆以及骶髂关节错缝

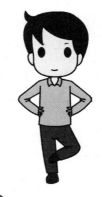

图31 第十五式"金鸡独立式"

引起的下腰痛。因此，由于骶髂韧带损伤引起的骶髂关节错缝、骨盆不正等，可以选择"金鸡独立式"进行锻炼，以期康复。

（肖镇泓、黄胱曦）

36. 为什么"以宗健脊强身十八式"中第十六式"过伸腰肢式"分为3式进行锻炼？

答：竖脊肌、腰大肌以及骶髂韧带三者对于骨盆、腰椎的稳定有着重要作用。那么，进行练功锻炼就应该针对这三者训练。第十六式"过伸腰肢式"分为3式进行锻炼，体操动作见图32~图34。

1式：做俯卧撑式——双上肢屈伸，使身体及双下肢直上直下。这样的运动方式主要针对的是竖脊肌，因为保持俯卧

支撑的姿势，主要依靠背部的竖脊肌维持（图 32）。

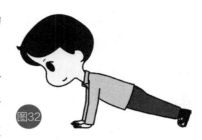
图32

2 式：仰卧，屈膝，双手抱胸，挺腹挺腰。这是一个针对腰大肌的训练，做向上挺腹挺腰的时候，主要依靠腰大肌的力量将下腰部提起（图 33）。

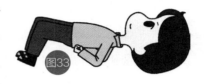
图33

3 式：俯卧，伸腰，双上肢后展，下肢后伸。这样的动作是针对骶髂韧带前后维系力的训练，如同"飞燕"的动作有利于拉伸骶髂关节，增强其维系力（图 34）。

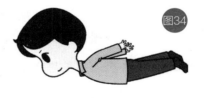
图34

综上所述，"过伸腰肢式"需要分为 3 式进行锻炼，分别锻炼竖脊肌、腰大肌以及骶髂关节。

（肖镇泓、黄胱曦）

 37. 为什么肥胖人群进行"以宗健脊强身十八式" 保健练功疗效不佳？

答：维持腰椎稳定需要前方的肌肉如腹部肌肉、腰大肌等以及后方的肌肉如竖脊肌等维系。而维系腹内压的动力则来源于腹肌的力量，多年来，人们一直认为腹内压在脊柱生物力学中起着减轻脊柱压缩力的重要作用。这个原理也是躯体练习和举重时束腹和系支持带的依据。

由于肥胖人群的腹肌松弛，腹内压减低，腰椎因为前方失去了腹内压的力量支持，肌肉支撑力减弱而出现腰椎失去肌肉保护支撑，从而脊柱椎体失稳，继发一系列脊柱病变，从而出现腰腿痛等症状（图35）。

所以，当肥胖人群进行练功锻炼的时候，因为其腹肌以及腹部脂肪过多导致腹内压减低，腰椎维系的力量不足，自然练功效果相对于体型正常的患者或者相对偏胖的患者也是大打折扣，进行整脊治疗也是事倍功半。

（肖镇泓、黄胱曦）

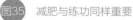

图35 减肥与练功同样重要

38. 为什么"以宗健脊强身十八式"需要结合脊柱影像学检查针对性锻炼？

答：在整脊学中，要特别重视 X 光检查的结果。X 光片检查要求观察在站立位时颈椎或腰椎的整个排列状况，能看出是哪一个骨关节偏离正常位置的方向及程度，而后确定矫正的方向和力度。中医整脊使用 X 光片，则主要针对非手术矫正，必须找出病因，治病求本。通过系统整体治疗使脊柱骨关节的复位，对位、对线、对轴，帮助恢复脊柱正常的生理解剖关系和生物力学的动态平衡，从个体到整体系列上，从根源上解决问题。

这样的理论应用在练功当中同样需要 X 光片。例如说：第十四式"前弓后箭式"、第十五式"金鸡独立式"是针对腰曲变直或反弓的患者的。然而，第十六式"过伸腰肢式"、第十七式"床上起坐式"均是针对腰椎滑脱或者腰曲变大的患者（图 36）。以上种种均需要 X 光片来指导练功方式。

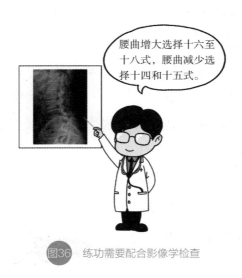

腰曲增大选择十六至十八式，腰曲减少选择十四和十五式。

图36 练功需要配合影像学检查

（肖镇泓、黄胱曦）

39. 为什么"以宗健脊强身十八式"都是在患者 站立位或者卧位时进行？

答：韦以宗教授曾研究过腰大肌与腰曲的关系，阐明了腰大肌对维系正常腰曲的重要作用，腰大肌位于腰椎前方，有向前的一个牵拉力量，当久坐后腰大肌松弛，腰曲失去了腰大肌的牵拉作用后，椎曲变直、椎间隙减小，整体腰椎压缩。紧接着，出现椎骨排列紊乱、旋转、侧弯，从而刺激或卡压脊髓、神经，出现各种症状。

这个道理也解释了为什么目前那么多久坐人群会有颈肩腰腿痛的疾病，也可以明白久坐的危害，这也是不提倡坐位时进行脊柱保健的原因，所以"以宗健脊强身十八式"都是选择在患者站立时或者卧位时进行。不选择坐位时练功的另一个重要原因则是坐位时无法锻炼到相关的肌肉，而"以宗健脊强身十八式"是一种针对性的训练方式。所以，"以宗健脊强身十八式"都是在患者站立位或者卧位时进行的（图37）。

（肖镇泓、黄胱曦）

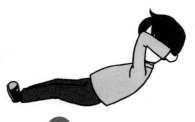

图37 卧位练功方式

40. 为什么"以宗健脊强身十八式"不适用于脊柱病急性患者?

答：现代临床疾病纷繁复杂，没有一种方法适用于所有脊柱疾病患者，或者说处于某一个阶段的患者不适用（图38）。例如说，腰椎间盘突出症急性期的患者，因其疼痛明显，难以下床活动，暂不适合进行练功锻炼，当缓解症状后才可进行。再举例说，老年人脊椎骨关节痛是因不明原因引起的脊椎骨关节疼痛，多发于老年人，也可以称"脊椎炎"。对于这种疾病患者，治疗上要求以卧床休息为主，并不适合练功锻炼。

但是总体来说，"以宗健脊十八式"是韦以宗教授多年临床实践以及系统资料回顾总结后提出的脊柱保健练功法，对于大多数脊柱疾病均有很好的防治效果，如同前文所述的很多内容一样，"以宗健脊十八式"还是有它的独到一面。只不过某些疾病并不适合练功，所以练功前最好有专业人士指导。

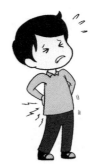

（肖镇泓、黄胱曦）

 脊椎骨折患者不适合练功

三 常见保健练功内在机制

41. 为什么做拱桥式练功只适用于颈腰椎曲变小或消失者？

答：拱桥式锻炼要求锻炼者仰卧床上，双腿屈曲，以双足、双肘和后头部为支点，用力将臀部抬高，如拱桥状，故名"拱桥式"，每次持续 3~5 秒，然后缓慢放下，休息 3~5 秒，为一个周期。此即为拱桥式锻炼五点支撑法（图 39）。

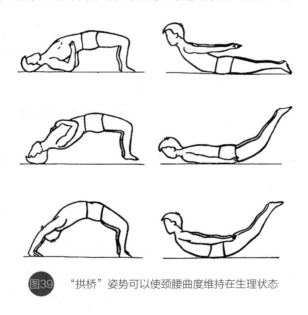

图39 "拱桥"姿势可以使颈腰曲度维持在生理状态

拱桥运动可以收紧背部及颈部肌肉，锻炼脊柱周围的肌群，通过增强脊柱周围肌肉的力量来维持颈部、腰部直立状态。

但是拱桥运动要求锻炼者按照标准用后头部作为一支撑点，如果通过颈部肌肉着地来支持身体抬高，这样的锻炼不利于颈椎。所以拱桥运动需要按照专业指点进行，同时拱桥式锻炼的次数和强度要因人而异，一般一次锻炼 20~40 次，约 5 分钟。锻炼宜循序渐进，每天逐渐增加锻炼量。如锻炼后感到腰部疼痛不适、发僵等，应适当地减量或停止锻炼，以免加重症状。所以拱桥运动在合理适量的情况下进行，对颈椎并不会有伤害。

（肖镇泓、唐彬彬）

42. 为什么增强腹压会有助于腰椎疾病症状改善？

答：维持腰椎稳定除了依靠肌肉的力量维系外，还有需要腹内压的支持。腹压是腹部的压力的简称。腹压可由肌肉收缩时产生，主要是由腹壁肌及膈肌收缩使腹内压增高，如用力、咳嗽时腹压均会增高。强有力的腹部肌肉能够产生更大的腹内压，腹内压就像气球一样作用于脊柱前部，稳定了脊柱（图 40）。所以为什么我们一直强调有腰痛的人要注重对腹部肌肉，特别是深层肌肉的训练，因为增高的腹内压能够协助下背部肌肉功能。通过增高腹压来增强脊柱支撑的原理在很早前就有了应用，例如许多运动员会在躯体练习和举重时束腹和系支持带，就是一个增强腹压减轻脊柱压缩力的很好例子。

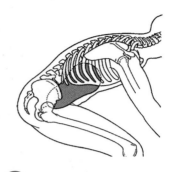

所以说对于腰椎疾病患者来说，除了针对性地锻炼背部的肌肉，也同时需要锻炼腹部肌肉以增强腹压，从而减轻脊柱的压力，增强其支撑力。

图40　增强腹压可以减轻脊柱的压力

（肖镇泓、唐彬彬）

43. 为什么脊柱保健练功增加腹肌肌容积可以维持腰椎稳定？

答：肌容积则是指人体各部位的肌肉体积，肌肉萎缩、假性肥大都会导致肌容积减少。增加肌容积即肌肉纤维增粗增大，意味为肌肉含量的增加、肌肉纤维的增多，体现为肌肉力量的增强。所以，当通过锻炼腹肌增加肌容积后，腹肌的力量则可以增强。

前面已经叙述了腹内压由腹肌的收缩维持，而腹内压就像气球一样作用于脊柱前部，稳定了脊柱，为脊柱提供支撑的力量，从而从另一个方面减轻脊柱的压缩力（图41）。

所以，当其腹肌以及腹内压减低，腰椎维系的力量不足

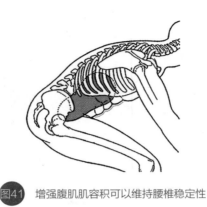

图41 增强腹肌肌容积可以维持腰椎稳定性

时，同样容易诱发脊柱疾病。因此，通过脊柱保健练功增加腹肌肌容积可以维持腰椎稳定。

（肖镇泓、唐彬彬）

44. 为什么推荐老年人倒步行走锻炼？

答：倒行与向前行方向相反，走动时动用的筋骨、肌肉群也不相同（图42）。向前行时，人体姿势、骨盆是向前倾的，颈腰肌肉，踝、膝关节都处于较紧张状态，时间久了会产生习惯性慢性劳损。而倒行时，人体姿势、骨盆倾斜与向前行时恰巧相反，可使颈腰部紧张状态得到相应的松弛和调适，从而有利于劳损部位的康复。此外，倒行还能很好地锻炼颈腰肌肉，踝、膝关节周围的肌肉韧带等部位。

其次，进行倒步走锻炼需要大脑进行反向思维，有助于训练老年人的小脑平衡功能，调节肌肉紧张状态，改善老年人的平衡感觉，有一定缓解脑部萎缩的趋势。但进行倒步走锻炼时应该注意安全，避免不必要的跌倒、摔伤。

因此，在保证安全的情况，老年人进行倒步走锻炼有益于老年人脊柱的保健。

（肖镇泓、唐彬彬、胡杏平）

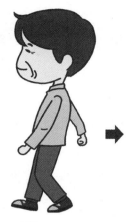

 图42 老年人倒步走

45. 为什么飞燕式练功不适宜颈腰椎曲加大者，只适宜消失或反弓者？

答：进行飞燕式锻炼时需要锻炼者俯卧于床，用力挺胸抬头，双手向前伸直，膝关节伸直，两腿向后用力，使头、胸、四肢尽量抬离床面，似燕子飞状，故名"飞燕式"。每次持续 3~5 秒，然后肌肉放松休息 3~5 秒，此为一个周期（图 43）。

飞燕式锻炼时，锻炼者的颈部、腰部肌肉尤其是竖脊肌、斜方肌等，需要收缩用力，可以有效地增强颈腰背肌（尤其是竖脊肌）和腹肌的力量，维持脊柱的稳定，预防脊柱周围肌肉损伤的发生，能增强腰背肌尤其是竖脊肌的力量，可以辅助防治颈腰部肌肉的疾病。

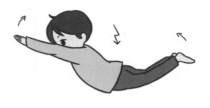

飞燕式练功可以使脊柱向前曲度加大，但是曲度加大的人应用这个方法会造成损伤，特别是有椎弓峡部裂或腰椎滑脱的病人，飞燕练功是禁忌的练功法。

（肖镇泓、唐彬彬）

飞燕式有效增强腰背肌和腹肌的力量

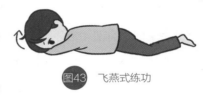

图43　飞燕式练功

 46. 为什么瑜伽锻炼可以作为腰椎间盘突出的一种康复治疗手段?

答：腰椎间盘突出症康复治疗的目的是减轻腰椎间盘突出的髓核导致的神经根水肿，使椎间隙增宽，减少椎间盘内压，使紧张痉挛的肌肉松弛，减轻疼痛，并改善神经根与突出物的粘连。合适的瑜伽体式可以从腰椎及腰椎间盘的生理结构、病因和病理生理学变化的角度来缓解腰椎间盘的突出，稳定腰椎关节，增加腰部肌肉力量，可以促进腰椎间盘突出症的康复。

合适的瑜伽体式（图44）可以拉伸脊柱，使椎间盘增宽，产生负压，拉紧后纵韧带向前挤压纤维环，有利于髓核回纳；椎间孔面积增加，上下关节突关节间隙增宽，扩大椎管容量可以减轻或解除对神经根的机械刺激或压迫，松弛紧张的肌肉，松解神经根粘连，减轻水肿和充血，促进局部血液循环，缓解局部无菌性炎症，促进组织再生。

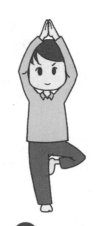

图44　瑜伽锻炼

因此，选择合适的瑜伽体式，如骆驼式、飞燕式、眼镜蛇式等，有助于腰椎间盘突出症康复。

（肖镇泓、唐彬彬、李子祺）

47. 为什么瑜伽锻炼讲究调整姿势、统一精神、调和呼吸？

答：日常生活中，很多人都有含胸、曲背、跷二郎腿、身体左右不对称等不良姿势。随着时间的推移，这些不良姿势，往往成为身体疾病的罪魁祸首。这些瑜伽的每一个姿势都是用来纠正和巩固正确的姿势，以及提高身体的协调和平衡，最终为人带来健康和幸福。

瑜伽提倡统一精神，注意力集中，身心相互联系，达到形神统一，有助于自我完善，领悟生活的真谛，启发我们的

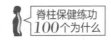
思想，正确地认识社会和人生。

调和呼吸在瑜伽术中称为调息法，是一套科学且同时有治疗效用的呼吸法。原瑜伽术的调息法可增加吸入肺部的氧气量，促进二氧化碳排出，令人精神抖擞，神经松弛，使头脑保持清晰稳定的作用。

调整姿势、统一精神、调和呼吸三者互为前提，互为目的，是瑜伽锻炼的主要原则，需要同时重视（图45）。

（肖镇泓、唐彬彬）

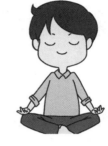

图45 调整姿势、统一精神、调和呼吸

48. 为什么瑜伽锻炼可以调整脊柱曲度，减轻局部疼痛，塑造优美形体？

答：瑜伽体式使颈肩、背部、腰骶部肌肉、脊柱骨骼、筋膜、韧带和血管得到伸展，有助于解除局部肌肉痉挛，使肌肉放松，缓解疼痛，改善血液循环，加速炎性水肿的消退。持续锻炼可以增加局部肌力，保持脊柱的稳定，改善脊柱各个关节功能，防止颈部僵硬，促进机体的适应代偿能力，防止肌肉萎缩，恢复脊柱功能，并可以矫正不良体姿或脊柱畸形。

瑜伽体式通过伸展脊柱周边肌肉及韧带，使肌肉韧带在正常位置，恢复其正常生理功能，保持活性，使骨骼强健，筋肉饱满，塑造优美形体（图46）。同时进行心理上的舒畅和调节，促进身体新陈代谢，始终维持健康活力。

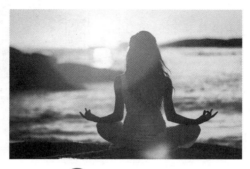

图46 瑜伽塑造优美形体

（肖镇泓、唐彬彬）

49. 为什么易筋经锻炼能刺激人体夹脊穴达到祛邪扶正、调和阴阳、疏经通络的目的？

答：在易筋经（图47）功法练习时，该功法的主要运动形势是以腰为轴的脊柱旋转屈伸运动，脊柱旋转屈伸的运动有利于减少对脊髓和神经根的刺激，以增强其控制和调节功能。中医学理论认为夹脊穴因位于背部督脉和膀胱经之间，且与某些经脉的经筋密切关联，故能治疗全身疾病。现代人长时间久坐、低头工作，患颈椎、腰椎病的人越来越多，身体不适才会求医，但却疏忽体育运动。自我锻炼是一种自己唤醒自己身体积极感觉的行为，这也是中医的核心理念，也是易筋经练功的一大重要理念。健身气功九套功法在编创中充分考虑了自我锻炼对人体健康的影响，尤其突出了对脊柱的锻炼。

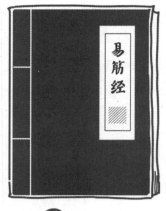

图47 《易筋经》

综上所述，易筋经锻炼可以通过刺激夹脊穴来达到祛邪扶正、调和阴阳、疏通经络的作用。

（肖镇泓、唐彬彬）

50. 为什么易筋经功法对于脊柱保健要求动作舒展连贯，重视伸筋拔骨？

答：易筋经功法的每一式动作，都要求有较充分的屈伸、外展内收、扭转身体等运动，从而使人体的骨骼及关节在传统定势动作的基础上，尽可能地呈现多方位和广角度的活动（图48）。其目的就是要通过"拔骨"的运动进行"伸筋"，牵拉人体各部位的肌肉和筋膜，以及关节、肌腱、韧带等组织，促进活动部位软组织的血液循环，改善软组织的营养代谢过程，提高肌肉、肌腱、韧带、骨骼、关节的柔韧性、灵活性，达到强身健体的目的。

易筋经功法不断地使经筋和骨膜受到刺激，所以易筋经功法练习的是经筋，而不是肌肉力量。易筋经十二式的每一式都是在疏导一条经筋，通过不间断练习可以使人体筋归槽，骨归位。凡身形不正，胸腹积聚，关节疼痛者大多是由于筋出槽、骨错缝所致，故寻求健康可以从易筋经入手。

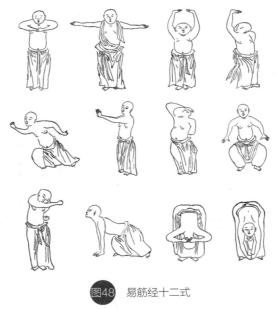

图48　易筋经十二式

（肖镇泓、唐彬彬、吴树旭）

答：脊柱是人体的支柱，又称"脊梁"，由椎骨、韧带、
脊髓等组成，具有支持体重、运动、保护脊髓及其神经根的
作用。神经系统是由位于颅腔和椎管里的脑和脊髓以及周围
神经组成。神经系统控制和协调各个器官系统的活动，使人
体成为一个有机整体以适应内外环境的变化。因此，脊柱屈
伸旋转的运动有利于对脊髓和神经根的刺激，以增强其控制
和调节功能。

易筋经的主要运动形式
是以腰为轴的脊柱旋转屈伸
运动（图49），如"九鬼拔
马刀式"中的脊柱左右旋转
屈伸动作，"打躬式"中的
椎骨节节拔伸前屈、卷曲
如勾和脊柱节节放松的伸直
动作，"掉尾式"中的脊柱
前屈并在反伸的状态下做侧
屈侧伸动作。因此，易筋经

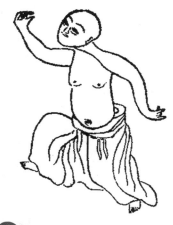

图49 易筋经第五式"倒拽九牛尾式"

功法是通过脊柱的旋转屈伸运动以带动四肢、内脏的运动，在松静自然、形神合一中完成动作，达到健身、防病、延年、益智以及脊柱保健的目的和功效。

（肖镇泓、唐彬彬、吴树旭）

52. 为什么太极拳的缠丝动作及放长身肢运动能放松脊柱？

答：太极拳的圆弧运动，即螺旋缠丝运动，这种动作的产生是靠腰椎来带动肢体进行划弧圈，达到养生和搏击的目的。通过腰腹旋转的缠丝，运动量大而方法多变，腰运动的同时，腹肌的左转右旋大小不同的圈交替旋转，并与意、气结合，确定缠丝劲的特色，这样由腰发动的劲经过脊背带动大小臂旋转贯达手指。

太极拳经：虚领顶劲，气沉丹田，含胸拔背，沉肩坠肘，松腰圆裆，开胯屈膝，神聚气敛，身手放长。虚领顶劲是把颈椎放长，含胸拔背是把胸椎放长，松腰圆裆是把腰椎放长。一是悬顶，二是松腰，把整个脊柱对拉拔长、伸直，改变脊柱的生理弧度，使经脉、督脉伸直贯通，同时把肩、肘、腕、膝、踝放长，这样就把周身的九大关节进行运动开解，达到了太极拳放长身肢的运动目的。

对脊柱的放长和对脊柱的运动才能放松脊柱，同时也对内脏解除压迫作用。通过缠丝运动与脊柱的放长运动和意气的结合，达到任、督、经脉的相通，使脊神经不受压迫，相关内脏也就提高了治疗效果。

从放长身肢（图50）和缠丝运动中可以看出，对脊柱的放长和圆弧形的磨合，使脊柱的每一个关节腔处于光滑、灵活，即中医所说，关节活络为宜的观点，所以对椎间盘、棘突、横突等都起到很好的按摩作用，才能达到放松脊柱的目的。

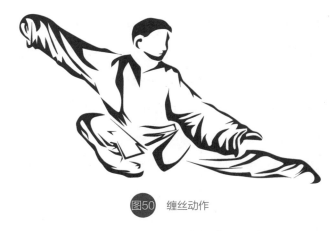

图50　缠丝动作

（肖镇泓、唐彬彬、吴树旭）

53. 为什么太极拳运动能使脊柱活动更加灵活？

答：太极拳运动（图51）在意气的引导下，带动形体运动，从而带动骨骼、关节和肌肉的圆形运动。这种圆形运动

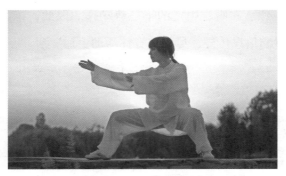

图51　太极拳法灵活多变

要求虚灵顶劲，含胸拔背，松腰落胯，以腰为轴，全身上下，肌肉关节，四肢百骸都要参加活动。脊柱因而得到充分的滑动摩擦，从而得到充分的锻炼。这可以保持练习者的关节灵活性，预防脊柱畸形、驼背等。练习者同时因为这种方式的运动使得肌肉、关节和软组织得到锻炼，从而有效避免驼背、关节变形，使脊柱活动更加灵活，并对脊柱骨骼畸形、关节炎和肌肉萎缩等起到良好的预防和治疗作用。

根据中医理论，脊柱周围分布着脏腑的背俞穴，能疏通脏腑的气血，达到内病外治的目的。太极拳以活动腰脊为主要运作方法。要求由腰主宰，腰脊一动无有不动。另外，行拳时感受器收到外界的信息，通过脊髓传给大脑，大脑进行综合分析，发出命令，由脊髓传给身体的相关部位而做出反应，产生出太极拳的掤、捋、挤、按、采、挒、肘、靠，前进、后退、左顾、右盼、中定的十三势动作。因此，练习太极拳能加强脊髓信息传导，尽而使脊柱活动更加灵活。

（肖镇泓、唐彬彬、吴树旭）

 54. 为什么太极拳运动能促进气血运行、背部的经络通畅，延缓椎间盘、椎间韧带退化，减轻肌肉劳损等情况？

答：人体的膀胱经、督脉均在背部走行，而对应脏腑功能的腧穴都处在这两条经络上，对这些腧穴进行按摩、针灸、贴敷等方法，可以达到调节脏腑气血，改善五脏功能的效果，疏通身体气机的目的。根据现代医学的临床经验，许多内脏疾病，通过脊柱的推拿、按摩、针灸等疗法就能治愈。其中当然也包括有太极拳运动。

太极拳运动（图52）主要是腰部的运动，结合四肢的活动及自身的吐纳呼吸，使得脊柱进行有节律的伸缩活动，合理的运动使得脊柱周围韧带得到锻炼，韧带的伸张能力得到增强，拉伸脊柱高度，使椎间隙增宽，减少椎间盘内压，使紧张痉挛的肌肉松弛，减轻疼痛，并

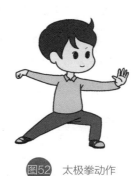

图52　太极拳动作

改善神经根与突出物的粘连。太极拳运动的可贵之处在于可以有效治愈肌肉劳损的情况，因为太极拳运动缓中有快，快中有慢，通过这些运动可以从腰椎及腰椎间盘的生理结构、病因和病理生理学变化的角度来缓解腰椎间盘的突出，稳定腰椎关节，增加腰部肌肉力量，防止疾病的再次发生。

太极拳运动是一种常见的运动方式，其运动速率缓慢，适合各个年龄阶段的人选择，另外，因为其有着促进气血、经络通畅以及改善椎间盘、韧带以及肌肉劳损的作用，值得在广大人民群众中进行推广。

（肖镇泓、唐彬彬、吴树旭）

55. 为什么太极拳运动对于脊柱保健讲究"立身中正，虚灵顶劲"？

答：太极拳首重中正，视立身中正为太极拳第一要义。脊柱中正，人身之天地阴阳，任督才能位焉；人身之万物五脏六腑，四肢百骸才能育焉。脊柱之中正直立对人的身心健康起着非常重要的作用。虚灵有自然之意，不能用强，否则气血不能流通，精神不能提起。虚灵顶劲，即头顶百会穴虚虚领起，若有若无，如临空虚而神贯于顶，处于勿忘勿助的虚领状态。头为至高清虚之地，一身之主，头正则身躯自然，中正端庄，这样可保持颈椎、脊柱的自然垂直状态。从生理上讲，可使颈椎中的神经中枢延髓及脊柱中的脊髓不受压迫，从而保证了周围神经与中枢神经的通道不受挤压而畅通无阻，气机通畅，有利于神经系统调节全身各个系统和器官的机能活动，提高人体的生理机能。当然脊柱同样得到很好的保健。如图示，脊柱在生理状态下是保持颈椎和腰椎前突，胸椎和骶椎后突的形态，练习太极拳要求竖脊，挺胸，虚领，松腰，增长脊柱，松解筋肉，解除关节错缝，达到强脊的目的。

（肖镇泓、唐彬彬、吴树旭）

56. 为什么太极拳运动对于脊柱保健讲究"含胸拔背，竖腰立顶"？

答：含胸拔背是指胸要挺起，稍内收，扩大肺活量，充盈肺气，肺气饱满，胸椎则拔直，不会驼背，背部肌肉不会痉挛，胸椎小关节不会错位紊乱。若驼背扣胸，可使呼吸不畅，氧气和二氧化碳交换率下降，强行呼吸导引，易引起胸闷、两肋酸疼，甚至心慌心悸。所以胸部要向内微收，背部脊柱要挺拔。

竖腰是指太极拳运动时要收腹，腰要竖直，这样可以保持腰椎的平衡，腰部筋膜、肌肉不僵硬。若练习过程中弯腰太久，姿势不对，则易导致腰背酸痛，或如负重伴疲劳，所以腰背要直，腹部要内收。练习过程中要时常提醒保持腰背竖直挺拔，腹部内收，这样气才可以下沉到小腹丹田处，激发元气化生。立顶是指太极拳运动时应以百会穴为中心，不偏不倚，不俯不仰如悬挂一般，又称"悬顶"，因仰头易于呼吸不畅，颈部发酸，而低头易于昏沉困顿。在太极拳锻炼过程中要时刻检查头部是否前俯过低或昂头上仰，颈部是否竖直，颈部肌肉是否放松（图53）。

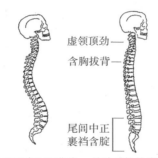

虚领顶劲——
含胸拔背——

尾闾中正
裹裆含腚

人的正常生理曲线　　练功时的骨骼曲线

图53　正常脊柱与练习太极拳脊柱变化

（肖镇泓、唐彬彬、吴树旭）

57. 为什么太极拳运动对于脊柱保健讲究 "松胯敛臀，尾闾下沉"？

答：腰在脊柱中起到非常重要的作用，它由五节腰椎组成的，由尾闾（即下腰部）向上第三节，俗称腰眼，就是指的命门穴。腰是身形变换的关键，是十三势、八种劲使用和变化的总动力，而腰的松空是肢体圆活、灵敏变化的前提，所以松腰又是关键中的关键。不管是"腰隙"还是"腰间"之说，都是说明腰的一种重要状态，那就是腰的空和松，只有腰松开，腰节才能离开，腰椎之间才有间隙，所以松腰才是命意的源头。

杨澄甫太极拳十要中第三条特别提到松腰：腰为一身之主宰，能松腰然后两脚才能有力，下盘稳固，虚实的变化皆由腰来转动。要想松腰，必须溜臀，也就是"松胯敛臀"。只有松腰方可进入太极之门，只有溜臀方可进入松腰之门，所以腰只能松，而不能用硬力。

腰胯虽然连在一起，但各有各的作用。腰主转动，以灵活为用，以之带动四肢，这是练柔软的基础；胯以沉稳为主，在灵活的位移中稳定中心。腰胯虽然连在一起却作用不同，功夫稍深者，行拳时主动运用腰胯。四肢的活动只不过是腰胯动作的外在延伸，或称为腰胯动作的表现形式；而功夫浅的人，只见手脚盲动、乱动，不见腰胯的运动规律。

所以，太极拳运动要求锻炼者"松胯敛臀，尾闾下沉"，这样才能很好地进行脊柱保健。

（肖镇泓、唐彬彬、吴树旭）

58. 为什么中医整脊治疗根据脊柱圆运动规律进行脊柱保健练功？

答：按照《易经》的理论，宇宙运动的基本规律是圆的规律。四维、八卦、太极图都是圆运动的高度浓缩。《素问》提出脊柱的气血循环用任督流注来解释，脊柱的四维结构，八个活动度都是围绕中轴垂线为轴心运动的四维组合，也就是骶椎，腰椎，胸椎，颈椎，任何一组出现偏离轴心的倾斜，则相邻一组必须反向倾斜，以此维持中轴的平衡，这就是脊柱绕轴心运动的圆运动规律（图54）。生理状态下，颈椎前弯，胸椎后弯，腰椎前弯，骶椎后弯，围绕中轴前后平衡，这也是脊柱圆运动的体现。

以宗健脊强身十八式，从颈部到胸部到腰腹部，循序渐进，循环往复，气血流通；各式都围绕脊柱中轴转动，以脊带动全身，行规律圆运

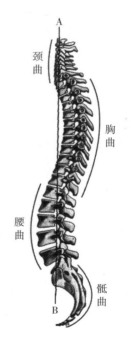

图54 脊柱各段的形状构成围绕中轴转动

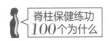

动。因此，中医整脊防治疾病是根据圆运动规律进行脊柱保健练功的。

（肖镇泓、唐彬彬、吴树旭）

 59. 为什么中医整脊治疗根据脊柱圆筒枢纽学说进行脊柱保健练功？

答：传统的中医整脊疗法，如牵引法、悬吊法、旋转法、侧扳法、过伸法、整盆法和屈曲法，至今还为临床广泛应用。这七大中医整脊法有一共同的原理，即医者手法（或牵引器具）通过作用于头颅，胸廓和骨盆而作用于脊柱骨关节，达到调整脊柱关节紊乱、椎曲变异的整脊目的。从体相观察，人体的头颅，胸廓均为椭圆形，骨盆外观结合臀部也呈椭圆形。因此，中医整脊法用物理学观点将头颅、胸廓、骨盆比拟为三个"圆筒"（图55），运动力学通过圆筒作用枢纽关节，再到各椎体关节，整体调整因病理改变而致旋转，倾斜或位移的椎体，以恢复其正常的生理解剖关系。脊柱运动枢纽的研究表明，整脊法是以转扳圆筒（如旋转法、侧扳法、整盆法和屈曲法），或牵吊圆筒（如牵引法、悬吊法）为基础的。

根据中医整脊理论创制的《以宗健脊强身十八式》同样可运用圆筒枢纽理论达到脊柱平衡的状态。从颈椎、胸椎、腰椎到骨盆，脊柱练功充分运用旋转法和屈曲法，活动四大圆筒充分松解本区域筋肉，并且通过三大枢纽加强邻近圆筒活动，加强解放各圆筒区域阻力。例如：抱肩转胸式，不仅通过胸椎圆筒的动力解决胸椎肋胸关节、胸椎小关节的紊乱，解决心

头颅圆筒

颅椎枢纽关节

颈胸枢纽关节

胸廓圆筒

胸腰枢纽关节

腰骶枢纽关节

骨盆圆筒

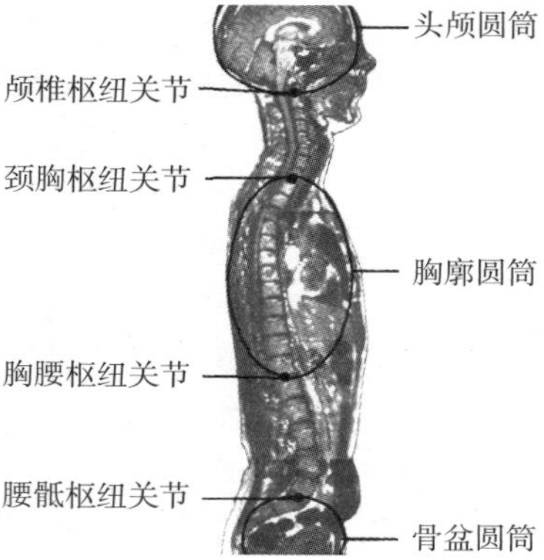

图55 脊柱圆筒枢纽学说模式图

动过速、胸闷、胃脘胀闷等交感神经病并发症；并且通过颈胸枢纽治疗及预防颈椎椎体紊乱，关节突关节错缝等情况。这都体现出运用圆筒枢纽理论指导脊柱保健练功。

（肖镇泓、唐彬彬、吴树旭）

60. 为什么中医整脊治疗根据脊柱轮廓平行四维平衡理论进行脊柱保健练功？

答：脊柱轮廓平行四维平衡理论（图56），是研究脊柱运动力学平衡的重要理论。对脊柱劳损病的病因、病理、诊断和治疗具有指导意义。根据平行四边形法则，可解释脊柱颈曲、胸曲、腰曲、骶曲相互影响的临床现象，也是中医"厥

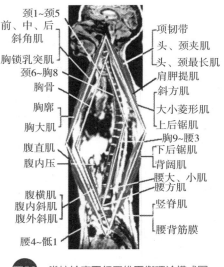

颈1~颈5
前、中、后
斜角肌

胸锁乳突肌

颈6~胸8

胸骨

胸廓

胸大肌

腹直肌

腹内压

腹横肌
腹内斜肌
腹外斜肌

腰4~骶1

项韧带

头、颈夹肌

头、颈最长肌

肩胛提肌

斜方肌

大小菱形肌

上后锯肌

胸9~腰3

下后锯肌

背阔肌

腰大、小肌
腰方肌

竖脊肌

腰背筋膜

图56　脊柱轮廓平行四维平衡理论模式图

头痛，项先痛，腰脊为应"的上病下应及整脊疗法的力学理论依据。脊柱不稳定导致病变，起因多为附着脊柱之肌肉韧带损伤，因此脊柱轮廓平行四维平衡理论又是"理筋"治疗的重要理论依据，也是腰病治腹的理论依据。

以宗健脊强身十八式可以说充分运用了这个理论。特别是第十五式"金鸡独立式"、第十六式"过伸腰肢式"、第十七式"床上起坐式"，通过前后肌肉共同维系腰椎稳定，增加腹内压和增强竖脊肌力量，共同维持腰椎平衡，治疗及预防腰椎椎曲改变、椎间盘及小关节退变。

（肖镇泓、唐彬彬、吴树旭）

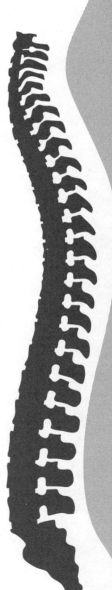

四

脊柱疾病的保健练功

61. 为什么脊柱疾病的治疗需要配合进行功能锻炼？

答：脊柱疾病除了外伤以及脊柱本身骨质出现病变之外，最大的病因便是脊柱周围肌肉韧带等组织的劳损。中医整脊学对于脊柱疾病的治疗有三大原则：理筋、调曲、练功。脊柱虽然恢复正常的结构，但并不表示有正常的功能。特别是在肌肉、韧带劳损所致的脊柱疾病中，即使恢复了正常的生理结构，也容易复发。因为肌肉、韧带功能受损之病因没有消除。这个时候，中医整脊学治疗的第三步——"练功"，即功能锻炼就显得十分重要（图57）。功能锻炼通过有目的性地锻炼与脊柱相关的肌肉，放松相关的韧带，从而使周围的组

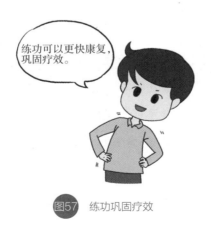

练功可以更快康复，巩固疗效。

图57　练功巩固疗效

织逐渐恢复功能。就像对吊桥上的钢索进行维护，使之不易生锈，保持在正常的状态。如"以宗健脊十八式"就能分别运动相关的肌肉韧带，使已受损的部分自我调节，恢复肌力，使脊柱受力平衡，脊柱疾病的一大病因也就此消除。

（黄镇、黄胱曦、管华）

62. 为什么脊柱手术治疗后仍然需要进行功能锻炼？

答：现代医学手术治疗的目的，与中医整脊学治疗三大原则中的理筋、调曲目的相似，都是最大程度上地消除导致脊柱病的病因，以恢复脊柱以及周围组织的正常功能。

如腰椎间盘突出等疾病的手术治疗，主要目的就是通过手术去除病灶。如突出的椎间盘组织，使被突出椎间盘压迫的神经、脊髓得到解放，疼痛的症状也随之缓解。但这一类的疾病的病因往往是由于不良生活习惯、工作姿势导致的肌肉韧带劳损、肌力失去平衡、脊柱结构改变，仅仅依靠手术治疗，劳损的病因并不能被去除。也就是说，手术只能做到"治标"，不能"治本"。临床上许多患者在手术过后病情仍然反复就是实证。

此外手术虽然修复了脊柱的结构，但手术创伤同时也是对周围肌肉韧带等组织的伤害。如果置之不理，这些手术创伤可能使这些组织的功能受到影响，使得手术后脊柱的功能恢复不到满意的程度，或是恢复速度较慢。所以有必要在手术后进行功能锻炼（图58）。功能锻炼，顾名思义，就是功能的练习、恢复。手术后进行功能锻炼，可以使周围组织尽快恢复功能，适应功能，从而加快手术后的恢复速度，提高恢复程度。

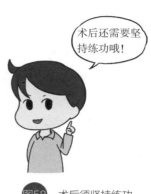

术后还需要坚持练功哦！

图58 术后须坚持练功

总而言之，手术后进行功能锻炼是必须的。功能锻炼能够使劳损的组织得到修复，并最终使脊柱以及肌肉韧带恢复正常的功能，消除病因，减少复发的可能。同时也有促进术后恢复，缩短术后康复时间，提高疗效的作用。

（黄锁、黄胱曦、管华）

63. 为什么腰椎间盘突出症急性发作期不宜进行功能锻炼，推荐以卧床休息为主？

答：腰椎间盘突出症急性发作，往往是由于椎间盘突出加重，严重影响到周围的神经根或脊髓。

在急性期建议卧床休息的第一个目的就是防止病情加

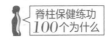

重。椎间盘位于两节腰椎之间，类似一个水球一样的关节囊，会随着椎体的运动、受力的情况改变形态。而在人处于站立的姿态时，重力的作用使得椎间盘受力增大，形状变扁。如果处于腰椎间盘突出症急性发作期，受力增大容易使椎间盘突出得更严重（图59）。而卧床休息可以减小椎间盘所受的压力，防止病情加重，而且可以在一定程度上缓解疼痛。

此外，在急性期，受压迫的神经根或脊髓会存在炎症，乃至出现炎症性的水肿。在神经根和脊髓存在炎症、水肿的情况下，进行功能锻炼，容易使炎症进一步加重，疼痛更为剧烈。因为炎症、水肿会使得神经格外敏感。另外，急性期

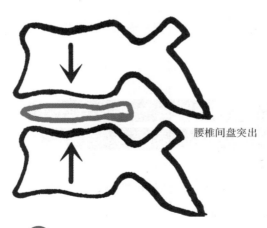

腰椎间盘突出

图59　急性发作时，功能锻炼反而使症状加重

突出的椎间盘较多，而相对的神经根、脊髓的活动空间较小，功能锻炼时某些动作会使本来狭小的活动空间进一步压缩，容易引起神经根、脊髓受压加重，疼痛加剧。

此外，在急性期的时候，由于剧烈的疼痛，病变腰椎的附近容易有小关节错位、肌肉韧带组织紧张挛缩等病变，这都是不利于功能锻炼的因素。因为功能锻炼有可能使小关节紊乱，肌肉挛缩加重。所以中医整脊学建议，在急性期采用理筋、调曲治疗，起到缓解疼痛，调节生理结构的作用。为急性期过后的功能锻炼建立良好的基础。

综上所述，在腰椎间盘突出症的急性发作期，功能锻炼由于种种限制，并不适宜在急性期进行。卧床休息则可以有效防止病情加重，缓解疼痛。

（黄镣、黄胱曦、管华）

64. 为什么脊髓型颈椎病不推荐进行颈部脊柱保健练功？

答：脊髓型颈椎病，指的是颈椎椎管中的脊髓受到压迫导致的颈椎病。正常情况下，颈椎的椎管拥有一定的活动空间，可以使人体活动时脊髓不受压（图60）。而在患有脊髓型颈椎病的时候，由于突出的髓核、肥厚的韧带、增生的骨质等原因，颈椎椎管的空间变小，脊髓的活动空间受到极大

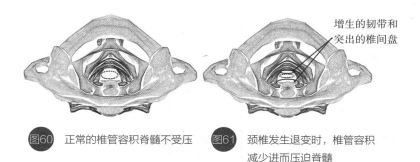

增生的韧带和
突出的椎间盘

图60　正常的椎管容积脊髓不受压　　图61　颈椎发生退变时，椎管容积
减少进而压迫脊髓

的限制（图61）。在这种情况下，诸如劳累、过度活动都会使脊髓受到压迫，从而引起疼痛等颈椎病的症状。由于脊髓受到压迫后可能会水肿，这也会使脊髓活动空间进一步缩小，病情加重。而在进行功能锻炼的时候，由于颈部的活动带动椎体位置变化，椎间盘突出加重，椎管的空间可能会进一步减小，这样就意味着脊髓受压迫的程度越加严重，所以病情非但得不到好转，反而会加重。因此，脊髓型颈椎病不推荐保健练功。

（黄镤、黄胱曦、管华）

65. 为什么颈椎病不能单纯进行颈部锻炼？

答：脊柱虽然分为颈椎、胸椎、腰椎、骶骨，但必须将其视作一个整体。

中医整脊学发现颈椎病患者常常有腰痛的病史，颈椎病患者的 X 光等检查也常发现腰椎的异常病变（图 62）。如颈曲增大的患者常有腰曲增大，腰曲变直的患者颈曲也有反弓现象。中医整脊学在解剖学的研究也发现，脊柱在形成正常的形态的过程中，是先形成腰曲，由于腰曲的作用才逐渐形成颈曲，最终形成稳定的脊柱结构以及功能特性。因此，必须以整体观念来诊治脊柱疾病。

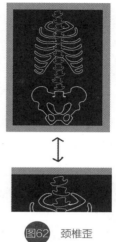

图62　颈椎歪

颈椎病的发生，有时是由于颈部的病变引起，但病程迁延也可以引起胸椎、腰椎的病变。而胸腰椎的疾病时间久了也会引起颈椎疾病。所以，无论是由颈椎本身病变引起的颈椎病，还是由胸腰椎引起的颈椎病，都必须重视颈部以外的治疗。这就是中医整脊学中"上病下治"的理念。在颈椎病的诊断治疗当中，必须同时排查胸腰椎的病变。

在治疗颈椎病的同时，坚持胸腰部的功能锻炼，一是可以预防颈椎病波及胸腰椎而致病。传统中医学"未病先治"的理念中包含"既病防变"的观点，意思就是防止已经出现的疾病导致接二连三的病变。二是通过使胸腰部组织恢复正常，重新发挥维持脊柱整体平衡的作用，起到巩固疗效的作用。

因此，在运用功能锻炼治疗颈椎病的过程中，同时必须重视对胸部、腰部的锻炼。有时候，胸腰部的肌肉韧带仅仅只是劳损，并没有出现病痛，但依然要坚持胸腰部的锻炼。因为胸腰部的锻炼不仅可以预防胸腰椎的疾病，更有助于维持颈椎的稳定。

（黄镝、黄胱曦、冯文轩）

 66. 为什么胸椎侧弯的患者需要配合进行腰椎的功能锻炼？

答：胸椎侧弯是一种常见于青少年的脊柱侧弯疾病，现代医学的保守治疗方法一般是佩戴支具。但由于支具需每天都长时间佩戴而难以被一般人接受。

中医整脊学研究发现，腰椎是脊柱运动力学的基础，许多颈椎、胸椎的病变都来源于腰椎的病变。而腰椎的稳定依赖于腰椎周围肌肉的作用。青少年由于长期不正常的坐姿或者其他不良习惯，导致腰椎周围肌肉韧带病变，使腰椎平衡失调，腰椎椎体旋转侧弯。而胸椎与腰椎同属脊柱这一整体，为了弥补腰椎侧弯带来的改变，必然反方向旋转侧弯，这是胸椎侧弯常见的病因。

胸椎、腰椎侧弯的同时，会带动周围的肌肉一同改变，

久而久之，椎体前后左右的肌肉韧带发育
就会有所不同，肌力也失去平衡。由于肌
力失去平衡，又会造成胸腰椎进一步侧
弯，形成恶性循环。这也是胸椎侧弯难以
纠正的原因（图63）。普通的佩戴支具，
只能使胸椎被动地维持在正常的形态结
构，而没有注重对周围肌肉的锻炼，一旦
失去支具维持，原本已经受损的肌肉难以
维持正常的生理形态结构，胸椎容易再次
侧弯。

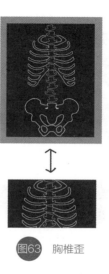

图63 胸椎歪

　　所以胸椎侧弯的主要治疗方针，应该是恢复或改善胸椎、
腰椎周围肌肉的功能，通过使脊柱的生物力学恢复稳定来调
节胸腰椎的曲度。

　　因此，胸椎侧弯的治疗必须配合功能锻炼。而且不仅仅
只锻炼胸椎旁的肌肉，还需要配合锻炼腰部的肌肉。中医整
脊学研究表明，腰大肌、竖脊肌对维持腰椎稳定至关重要。
青少年发生脊柱侧弯主要是由脊柱左右两边腰大肌发育不对
称，腰椎受力不均匀所致。腰椎受力不均出现腰椎侧弯，继
而出现胸椎侧弯。通过功能锻炼，如"以宗健脊十八式"中
的"前箭后弓式""过伸腰肢式"都可以起到锻炼腰部肌肉的
作用，通过强健肌肉来稳定腰椎的正常生理结构，从而达到

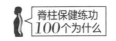
纠正胸椎侧弯，巩固疗效的目的。

（黄镬、黄胱曦、冯文轩）

67. 为什么腰椎病不能单纯进行腰部锻炼？

答：中医学的特点之一就是整体观念。中医整脊学是在中医传统思维指导下产生的，因此在治疗脊柱疾病时同样重视整体观念。

腰椎的疾病，虽然病变的部位在腰椎，但与腰椎邻近的组织也息息相关。比如，老年人容易发生腰椎滑脱病，病因在于腰椎不稳定。中医整脊学发现腰椎的前后方向的稳定，在后方依赖于竖脊肌的维持，在前方依赖于腰大肌、腹内压维持，如果腹内压不够，不能维持椎体的稳定，腰椎就容易向前滑动，造成腰椎滑脱。因此腰椎疾病的产生，也与腹腔内的腹压有关。

而腹腔内压力的减小，原因就是腹肌缺乏锻炼。一旦腹肌松弛到一定限度，就难以维持腰椎的稳定，出现腰椎不稳，那腰椎疾病也就随之而来了。所以，中医整脊学在临床上倡导"腰病治腹"。具体到功能锻炼上，如"以宗健脊十八式"中的"床上起坐式"，就可以起到锻炼腹肌的作用，使腹腔压力恢复正常，腰椎生物力学恢复平衡，从而达到防治腰椎疾病的目的。

此外，脊柱作为一个整体，腰椎与胸椎、颈椎也息息相关。腰椎疾病迁延日久，会使颈椎、胸椎也发生病变。而颈椎、胸椎的疾病也会波及腰椎（图64）。因此腰椎的疾病无论如何，都必须重视颈椎、胸椎的治疗，这就是中医整脊学中"下病上治"的理念。

（黄镪、黄胱曦、冯文轩）

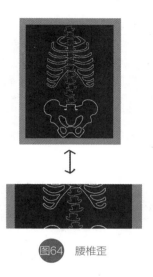

图64　腰椎歪

68. 为什么在进行牵引、按摩等治疗后，仍需要进行功能锻炼？

答：中医整脊学治疗的主要目的有两个。第一个目的是恢复脊柱正常的生理曲度或代偿性曲度，消除因骨质、关节异常对脊髓、神经和动静脉血管造成的压迫刺激，缓解疼痛。另一方面，脊柱疾病常常由慢性劳损引起，因此整脊学治疗的第二个目的就是改善、纠正劳损，消除病因，避免脊柱疾病复发。据此中医整脊学提出了"理筋、调曲、练功"三大治疗原则。其中理筋和调曲的治疗目的就是第一个，练功则是为了第二个治疗目的。

牵引、按摩等治疗是理筋、调曲的治疗手段，其目的是为了恢复脊柱及周围组织正常的生理结构，缓解病痛。脊柱及周围组织的正常生理结构为脊柱、组织提供了发挥正常功能的基础。而正常的功能也是维持着正常生理结构的保证。牵引、按摩可以使脊柱、肌肉等恢复到正常的结构。但俗话说得好，"打铁还需自身硬"，让已经劳损的脊柱、肌肉等组织来维持自身的稳定，实在是勉为其难。生理结构的恢复并不意味着功能的恢复，牵引按摩并不能使已经劳损的肌肉韧带功能恢复正常，因此还需要"练功"，也就是功能锻炼来配合（图65）。

功能锻炼巩固疗效，十分关键哦！

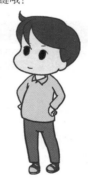

中医整脊学的脊柱保健练功，首先是可以巩固疗效，使理筋、调曲的治疗不至于白费。在实践过程中，我们还发现疗效巩固之后坚持功能锻炼，可以降低脊柱疾病复发率。因此，脊柱疾病的治疗配合进行功能锻炼十分必要。

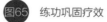

图65　练功巩固疗效

（黄镁、黄胱曦、冯文轩）

69. 为什么腰椎间盘突出症患者可以通过脊椎保健练功来防治？

答：腰椎间盘突出症，是指腰椎间盘突出压迫脊髓或神经根，从而引起腰痛、下肢疼痛的疾病（图66）。腰椎间盘突出一般是向后或后外侧突出，其病因常常是腰椎周围的组织慢性劳损。比如中医整脊学研究发现，腰大肌、腹压对维持腰椎前后方向的稳定，起到了非常重要的作用，使得上下腰椎的椎间隙呈现前宽后窄的形状，腰椎间盘不容易向后方突出。但若腰大肌、腹肌的松弛、劳损，无法维持腰椎的稳定，椎体位置的改变使椎间隙变成前后等宽，就容易使椎间盘后凸。最终导致椎间盘纤维环变性，椎间盘中髓核突出压迫神经导致病痛。

脊柱保健练功可以锻炼腰大肌、腹肌，使它们得到休养，恢复正常的功能来维持腰椎的稳定，那椎间盘就不容易突出。而对于已经劳损的肌肉，脊柱保健练

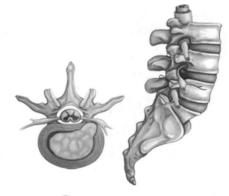

图66　腰椎间盘突出示意图

功也可以使其自我修复，起到缓解病痛、促进恢复的作用。另外，脊柱保健练功可以扩大椎间隙，使轻微的椎间盘突出得到回纳，改善患者症状（图 67）。

治疗后还需要练功才能巩固
疗效哦!

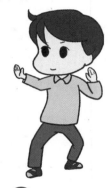

图67　练功防治疾病

（黄镖、黄胱曦、冯文轩）

70. 为什么骨折、骨质疏松的患者也能进行脊椎保健练功？

答：骨折的患者，无论是采用保守治疗还是手术治疗，都必须进行一定程度的固定、制动。由于骨折的愈合时间长，因此固定制动的时间也比较长。俗话说用进废退，这种长时间的固定制动会使得肢体退化，比如骨折处的骨质疏松、肌肉萎缩，力量减弱。现代医学研究发现，脊椎骨折患者在初步的治疗（如保守治疗或手术治疗）稳定病情后，尽早进行功能锻炼（即保健练功），可以有效预防机体因长时间制动引起的退化。此外，骨折或手术后局部留有瘀血，气血不通而造成疼痛，适度的功能锻炼可以起到促进气血运行的作用，有利于瘀血的吸收，从而减轻疼痛，促进恢复。所以，骨折的患者也应该进行脊柱保健练功。

随着老龄化社会的到来，骨质疏松症的患者也越来越多。人体随着年龄的增加，机体逐渐老化，各种激素水平降低，使得骨头中的骨质逐渐流失，骨头渐渐变脆，容易发生骨折等疾病。在脊柱骨质疏松时，容易发生椎体压缩性骨折导致脊柱曲度变形。脊柱的畸形会牵拉周围的肌肉、韧带等组织，造成肌肉疲劳、损伤。进行脊柱保健练功可以有效缓解肌肉疲劳，减轻疼痛，使劳损的组织得到恢复。

而除了年龄，现代医学的研究发现缺乏锻炼也是造成骨质疏松的重要原因之一。研究发现，坚持功能锻炼可以改善病变部位的血流量，增加局部的营养供应，有利于骨质的形成。而中医整脊学在临床中也发现，骨质疏松的患者在常规补钙的基础上，同时进行脊柱保健锻炼，可以提高疗效，促进钙质的吸收，骨质恢复较单纯补钙者要好。

所以，无论是脊椎骨折还是骨质疏松的患者，进行适度的练功都可以起到缓解病痛、提高疗效、促进恢复的作用。

（黄镛、黄胱曦、冯文轩）

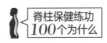

71. 为什么脊柱保健练功能锻炼椎旁肌群可以改善腰椎曲度?

答：中医学认为，筋肉对骨有连接和牵拉作用，骨对筋肉有支撑作用，也就是我们所说的"筋柔骨正，骨正筋柔"。我国著名整脊大师韦以宗教授提出的"四维整脊疗法"及"健身强脊十八式"，正是注重脊柱保健练功锻炼椎旁肌肉来防治脊柱疾病。

人体运动时，椎旁肌肉对身体的平衡及脊柱的稳定起着至关重要的作用（图68）。在人体中围绕躯体，保护脊椎稳定的重要肌肉群分为浅层和深层。根据韦以宗教授提出的"椎曲论"，认为腰椎是脊柱运动力学的基础，腰大肌对腰椎不仅有支撑载荷的作用，更主要的是腰椎运动和维持腰曲的主要肌力。因此，临床上可通过调动腰大肌及椎旁肌群的肌力来调整腰曲和纠正腰椎畸形。颈、腰椎曲是生理病因病理的基础、诊断的依据、治疗的目标和疗效评价标准。无论是通过"四维悬吊牵引法""健身强脊十八式"或自我功能锻炼来加强椎旁肌群肌

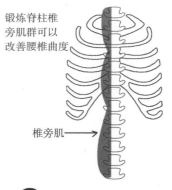

锻炼脊柱椎旁肌群可以改善腰椎曲度

椎旁肌——➤

 锻炼椎旁肌肉的作用

力，都可以促进患者正常腰曲的恢复，从而来防治脊柱疾病。脊柱保健功能锻炼是治疗及预防此疾病方法的一种，主要包括以过伸为主的锻炼方法，如：俯卧撑、卧位挺腹、飞燕式并配合跨步锻炼的练功法，都是充分调动腰大肌及椎旁肌群的作用力来维持椎曲的稳定。《中国整脊学》中提出"理筋、调曲、练功"三大治疗原则，正是建立在椎曲论、脊柱圆筒枢纽学说、脊柱轮廓平行四边形平衡理论等基础之上，强调筋与骨之间的相互作用。因此，脊柱保健练功不仅是重要的治疗方法，也是预防疾病、改善颈腰曲的好方法。

（黄镁、黄胱曦、邓晓强）

72. 为什么脊柱保健锻炼能减轻局部增生产生的炎性反应？

答：对于上述的问题，首先，我们要了解病理中的炎症和局部骨质增生性炎性反应两者之间的区别。炎症，就是平时人们所说的"发炎"，是机体对于刺激的一种防御反应，表现为红、肿、热、痛和功能障碍。而人们常说的腰背肌筋膜炎（图69），指因寒冷、潮湿、慢性劳损而使腰背部肌筋膜及肌组织发生水肿、渗出及纤维性变，而出现以腰背部疼痛为主症的一系列临床表现。不管是增生性炎性反应，还是腰背肌筋膜炎等炎症反应，都属于中医学中的"痹证"。根据中医

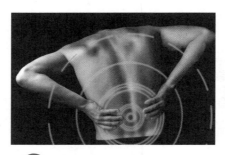

图69　腰背筋膜炎使局部发生炎症反应

学理论，概括地说，风、寒、湿、热邪是痹证发生发展的外部条件，而诸虚内存，正气不足才是其发病的内在原因。

　　当我们加强脊柱保健锻炼，改善人体体质，增强人体的"正气"，就能抵御"外邪"的侵袭，减轻局部产生的炎性反应。不管是韦以宗教授提出的"健身强脊十八式"或者脊柱悬吊牵引，都可以通过锻炼局部肌肉，改善局部血液循环，减轻炎症反应，消除充血、水肿，缓解神经压迫，减轻肌肉痉挛，从而达到减轻局部症状的目的。在临床上，引起腰痛常见的疾病除腰椎间盘突出症、腰椎管狭窄症、腰肌劳损等疾病外，还有腰背肌筋膜炎、第三腰椎横突综合征等疾病。对于后者由于局部炎性反应所引起的腰痛症状，可以通过脊柱保健练功来防治，可参照"健身强脊十八式"中第五至第十式等练功。

（黄镆、黄胱曦、邓晓强）

73. 为什么脊柱保健锻炼能纠正腰椎小关节紊乱?

答:我们也许对腰椎小关节紊乱很陌生,但对于急性腰扭伤来说,大多数人曾患过或闻及过。其实,腰椎小关节紊乱是引起急性腰扭伤的病因之一。急性腰扭伤是由腰部肌肉、筋膜、韧带、腰骶关节等急性损伤所致,俗称"闪腰"或"弹背",常见于腰部过度负荷引起的损伤,如搬重物时姿势错误、生活中跌倒、剧烈运动等。也见于负荷不大,但因姿势不良的轻微外力损伤,如打喷嚏、弯腰甚至起身时过快都有可能。脊柱在屈曲位负重过大或用力过猛,挺伸时极易造成韧带损伤,致使脊柱各节段之间受到过度牵拉或扭转,而引起腰椎小关节错缝(图70)。腰部受伤所致筋出槽或筋伤,骨

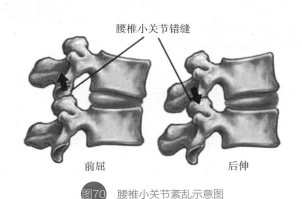

腰椎小关节错缝

前屈   后伸

图70 腰椎小关节紊乱示意图

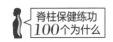

错缝，局部气血郁滞，不通则痛，则引起腰痛。

治疗上，急性期不宜行脊柱保健练功，应以理筋疗法缓解疼痛为主，恢复期以理筋、调曲、练功为主。通过脊柱保健练功，如"健身强脊十八式"或牵引调曲法，配合中药外敷、针灸等理疗手法，可以缓解肌肉、血管痉挛，增进局部血液循环，消除瘀滞，加速瘀血早日吸收，以达到促进损伤组织的修复之目的。当脊柱周围肌肉、韧带、筋膜等软组织修复后，腰椎小关节恢复到正常的解剖关系，关节紊乱之症也自然纠正了。脊柱保健练功具有行气活血、舒筋活络之功效。平时加强腰背肌锻炼，注意劳逸结合，同样具有恢复小关节错位的作用，也是防治腰椎疾病发生的重要手段。

（黄镁、黄胱曦、邓晓强）

74. 为什么脊柱保健练功能治疗和预防急性腰扭伤及慢性腰肌劳损的患者？

答：无论是急性腰扭伤还是慢性腰肌劳损，医学上习惯将这类疾病称为"腰腿痛"。因挫伤或慢性劳损，导致维持腰椎平衡的肌肉失去平衡，骨关节紊乱，椎间盘产生移位或退变，造成椎曲变异或侧弯等力学改变，影响神经等出现疼痛、麻木等症状。前面所提及的腰椎小关节紊乱其实就是急性腰扭伤的"别称"。急性腰扭伤是腰部肌肉、筋膜、韧带等软组织因外力作用突然受到过度牵拉而引起的急性撕裂伤，常发生于搬抬重物、腰部肌肉强力收缩时。慢性腰肌劳损多是腰部肌肉及其附着点筋膜或骨膜的慢性损伤性炎症所致，两者是引起老百姓平常腰痛的常见原因。

加强脊柱保健练功锻炼能有效预防及治疗腰部损伤疾病（图71），但是一般急性期慎进行推拿、按摩。练功是整脊治疗中的重要部分，主要是患者的自我锻炼。在整脊治疗中，维系脊柱的肌肉韧带是脊柱骨关节的"软夹板"，对脊柱骨关节起固定作用。腰椎病的病理基础是肌肉、韧带劳损，导致脊柱骨关节错位、运动力学、生物力学失衡。因此，在治疗上，首先要恢复、改善动力系统——肌肉韧带。所以理筋在

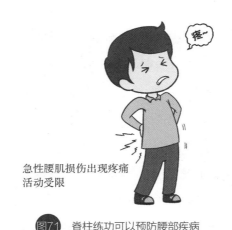

急性腰肌损伤出现疼痛
活动受限

图71 脊柱练功可以预防腰部疾病

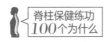
三大治疗原则中为首。理筋、正骨、练功目的都是恢复运动力学和生物力学的平衡。而骨关节复位后的稳定，也是靠肌力平衡来稳定的。所以，动中有静，动为了静，不动则不能静。通过锻炼椎旁肌肉，增加腰椎的稳定性，使之恢复正常的腰曲，以达到治疗及预防腰椎疾病的作用。临床上，除了练功方式以外，理疗、推拿、按摩、药物内服等方法都可以用于治疗急性腰扭伤及慢性腰肌劳损等疾病。因此，适当功能锻炼，加强腰背肌锻炼，防止肌肉张力失调，避免过劳及纠正不良姿势，是预防腰腿痛疾病的有效方法。

（黄镶、黄胱曦、邓晓强）

75. 为什么脊椎保健练功对颈型颈椎病有显著的疗效？

答：颈椎病是临床中的常见病、多发病，多见于中老年人，男性的发病率高于女性。颈椎病是指颈椎间盘退行性变、颈椎增生以及颈部损伤等引起颈椎间盘脱出或骨质增生、韧带增厚，刺激或压迫颈脊髓、神经、血管而产生一系列症状的临床综合征（图72）。以颈肩痛、头晕头痛、上肢麻木、肌肉萎缩等为主要临床表现，严重者可以出现双下肢痉挛、行走困难，甚至四肢麻痹，大小便障碍，出现瘫痪。在生活中，长时间低头工作，躺在床上看电视、看书，喜欢睡高枕，长

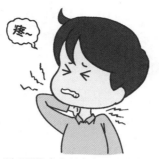

颈型颈椎病出现疼痛、活动受限

图72 颈型颈椎病

时间面对电脑，剧烈的旋转颈部或头部等，这些不良的姿势均会使颈部肌肉处于长期的疲劳状态，容易发生损伤。

颈椎病根据其病理基础及症状、体征，又可分为颈型、神经根型、脊髓型、椎动脉型、混合型。其中神经根型颈椎病最常见，颈型颈椎病是疾病的早期表现。

颈型颈椎病也称局部型颈椎病，表现为头、肩、颈、臂的疼痛及相应的压痛点，X线片上没有椎间隙狭窄等明显的退行性改变，但可以有颈椎生理曲线的改变，椎体间不稳定及轻度骨质增生等变化。人们通常所说的"落枕"即属于此种改变。颈型颈椎病是颈椎病的早期阶段，也是治疗最为有利、效果最显著的时机。

脊柱保健练功对颈型颈椎病有良好的预防及治疗作用。人们可以通过脊柱保健练功，加强颈肩背部肌肉的锻炼，强化肌肉力量，恢复正常的颈椎生理曲度，增加颈椎生物力学结构的稳定性，同时促进血液、淋巴的循环，减轻对局部神经、脊髓等软组织的压迫，有利颈椎病的恢复。我国著名中医整脊学家韦以宗教授，根据《易经》宇宙圆运动规律，研究脊柱运动力学，创出十三功法防治颈椎病，对于各型颈椎病的预防及治疗都取得良好效果，如甩手转腰法、挺胸后伸功、抱头屈伸功等。

（黄镇、黄胱曦、邓晓强）

76. 为什么腰椎椎管狭窄患者腰椎后伸锻炼时症状加重？

答：腰椎椎管狭窄是骨伤科常见的疾病之一，也是导致腰腿痛的常见腰椎病之一，多发于40岁以上的中老年人。以腰腿疼痛，休息时常无症状，行走一段距离后出现下肢痛、麻木、无力等症状，需蹲下或坐下休息一段时间后缓解，方能继续行走（间歇性跛行）等为主要表现。

腰椎椎管狭窄症是椎管、神经管以及椎间孔的狭窄，或软组织引起的椎管容积改变及硬膜囊本身的狭窄等引起的一系列腰腿痛及一系列神经系统症状。其中最常见的是退行性椎管狭窄症。

为什么腰椎后伸锻炼时腰腿痛的症状加重呢？因为当腰

椎过伸时，腰椎椎间隙前部增宽，后方变窄常使腰椎间盘及纤维环向椎管内突出，使椎管进一步变窄，刺激或压迫神经根。同时由于腰椎过伸时神经根变短变粗，容易受压而产生神经根或马尾刺激症状。在背伸的同时，腰椎的黄韧带的松弛形成皱襞增厚，使椎间孔变小压迫或刺激马尾及神经根引起马尾及神经根的刺激症状（图73）。腰腿痛等临床症状当腰椎前弯时，可因椎管后方的组织拉长、椎管内容减小、脱出的椎间盘回缩等而减轻，也可于略蹲、稍坐或卧床休息而减轻。

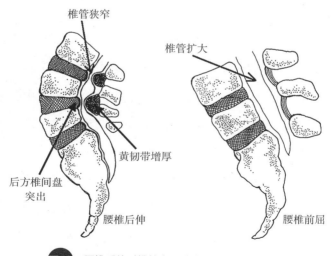

图73 腰椎后伸时椎管容积减少压迫脊髓出现症状

（黄镔、黄胱曦、陈文治）

77. 为什么可以通过脊柱保健练功纠正骶髂关节错缝缓解下腰痛？

答：下腰痛是指以腰骶关节为中心，从第4腰椎到骶骨（广义上还包括第2~3腰椎和双侧骶髂关节及其邻近组织）的不适感，病变起源于神经元附近或脊椎管周围，可累及马尾和坐骨神经。下腰痛是仅次于上呼吸道疾患而就诊的第二常见的临床症状，60%~80%的成年人在生活中有过下腰痛的经历。

从疼痛部位看，下腰痛分布在腰和（或）骶部。该症状与职业因素密切相关，重体力劳动、频繁弯腰和扭转、重复性工作、静止性姿势（长时间坐位或站立位）职业中，下腰痛发生率高。从病理生理角度上分析，与椎间盘突出、小关节紊乱和骶髂关节错缝等密切相关。

骶髂关节错缝（图74）是指骶髂关节因外力而造成关节的微小移动，不能自行复位，且引起疼痛和功能障碍。骶髂关节错缝亦称骶髂关节半脱位。此病以青壮年女性多见，自诉下腰痛，走路、转身疼痛加重，侧卧时痛侧在上则舒服，在下或平卧加重。患者常常在站立、坐位、卧位时，均采取健侧负重，患侧不能负重；患侧膝、髋关节呈半屈曲位，被动伸直则疼痛加剧。

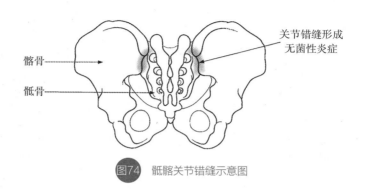

图74　骶髂关节错缝示意图

髂骨

骶骨

关节错缝形成
无菌性炎症

　　合适的脊柱练功可以有复位错位关节的作用，如前文所述的"金鸡独立式""过伸腰肢式"的第三式均有锻炼骶髂关节附近的韧带的效果。通过锻炼相关肌肉韧带可以牵拉骶髂关节，从而达到纠正错位的效果。当骶髂关节错缝或半脱位纠正后，脊柱及骨盆恢复正常的解剖结构，坐骨神经及马尾神经压迫解除，下腰痛自然就消失了。

（黄镂、黄胱曦、陈文治）

78. 为什么脊柱保健练功可以改善骶髂韧带松弛继发的脊柱侧弯？

　　答：骶髂关节由骶骨与髂骨的耳状关节面相对而构成（图75）。关节囊紧张，并有坚强的韧带进一步加强其稳固性，运动范围极小，主要是支持体重和缓冲从下肢或骨盆传来的

105

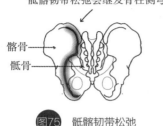

骶髂韧带松弛会继发脊柱侧弯

髂骨——

骶骨——

图75　骶髂韧带松弛

冲击和震动。在关节面周围特别是后部，骨骼极为粗糙，以作为韧带的附着点。骶髂关节周围有多条韧带附着。其中骶髂韧带对骶髂关节的稳定性起了重要的作用。韦以宗教授提出的整脊学八法中，其中动静结合、筋骨并重也强调了韧带等软组织对脊柱稳定性的作用。在整脊临床上，维系脊柱的肌肉韧带就是脊柱骨关节的"软夹板"，对脊柱骨关节起固定作用。脊柱劳损病的病理基础是肌肉、韧带劳损，导致脊柱骨关节错位、运动力学、生物力学失衡。

合适的脊柱练功可以有复位错位关节的作用，如前文所述的"金鸡独立式""过伸腰肢式"的第三式均有锻炼骶髂韧带的效果。练功目的是恢复运动力学和生物力学的平衡。而骨关节复位后的稳定，也是靠肌力平衡来稳定的。韦以宗教授研究脊柱的运动力学和生物力学提出：圆筒枢纽学说和椎曲论。认为当骶髂韧带松弛后，骶髂关节不稳，骨盆圆筒遭到破坏，脊柱的稳定性失去其三个圆筒相互的协调与制约，而出现脊柱侧弯。同时，正常腰曲的改变，也可以导致脊柱运动力学的变化，而出现脊柱侧弯。

（黄镖、黄胱曦、陈文治）

79. 为什么通过脊柱保健练功可以改善腰椎退行性变患者的股骨小转子处压痛？

答：肌肉劳损是一种慢性的反复积累的微细损伤。常发生在肌肉活动过多或静态姿势下肌肉持久紧张的部位。常见部位为腰、颈、腿部的肌肉。临床表现为肌肉无力、劳累、酸痛、局部压痛、活动范围受限、劳动能力下降。实质是一种无菌性炎症，主要表现为患处疼痛、压痛和功能障碍。

腰椎退变主要是一种随年龄改变的一种生理过程，腰椎退行性变包括骨的退变、软组织的退变。股骨（大腿骨）是人体中最大的长管状骨，其内下方较小的隆起叫做小转子，是髂腰肌的附着点（图76）。髂腰肌由髂肌和腰大肌组成。髂腰肌的主要作用是近侧支撑时，它的拉力是由下向上前，收缩时能使大腿屈，在跑动中大腿能否快速前摆和高抬与髂腰肌收缩的速度

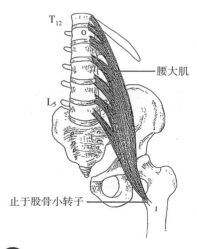

图76　髂腰肌止于同侧股骨小转子示意图

和力量有很大的关系。腰椎是脊柱运动力学的基础，腰大肌对腰椎不仅有支撑载荷的作用，更主要的是腰椎运动和维持腰曲的主要肌力。当腰椎发生退行性变时，腰椎正常的生理曲度改变，出现腰椎侧弯等改变，此时两侧的髂腰肌受力不均，这样就会出现两侧肌肉一边松弛、一边收缩紧张的情况，长期紧张则会出现肌肉劳损，使肌肉出现无菌性炎症，刺激神经产生疼痛。因此，会有一侧肌肉劳损也可出现压痛或酸痛。

合适的脊柱练功对于预防腰椎退行性病变有帮助，如前文所述的"前弓后剪式""剪步转盆式"均有锻炼腰大肌的作用，特别是髂腰肌的附着点。所以，为了预防腰椎退行性变引起的腰腿痛疾病，应该选择合适的脊柱保健锻炼方式，增强肌力，缓解肌痉挛，改善局部血液循环，促进肌肉恢复是至关重要的。

（黄镶、黄胱曦、陈文治）

80. 为什么脊柱保健练功可以纠正腰椎小关节错位？

答：腰椎小关节属微动关节，其稳定性除了依赖于附着腰椎的关节囊、韧带外，还依赖腰椎周围肌肉的保护。腰部复杂的活动，主要是靠肌肉的动力和腰椎小关节枢轴作用的结果。由于腰部的负重大、活动量多，故损伤机会较脊柱其他部位多。其中腰椎小关节错位是临床上常见且容易被忽略的疾病，亦称"腰椎后关节紊乱症""腰椎后关节滑膜嵌顿"，多见于腰 3 以下，男性多于女性。

　　腰椎小关节错位多由于突然动作或由腰部不正确的姿势下负重取物等引起。如失足落空，脚踩滑物，突然闪、扭，转身泼水，翻身起坐，抬、搬重物等，均可使腰部肌肉不协调的收缩，内外平衡失调，两侧的小关节受到不平衡力的牵拉而使关节不稳向侧方错动，松弛的滑膜嵌顿在关节错隙中。滑膜因卡压而出现剧烈疼痛，造成腰背肌的反射性痉挛，而肌肉的痉挛又可使被关节夹住的滑膜受到更大的挤压，出现腰部剧烈疼痛并持续不缓解。因此，治疗上不仅要重视生物力学的特点，而且要复位其解剖力学。

　　《中国整脊学》理论认为腰大肌对腰曲的维持具有重要作用，脊柱周围肌肉、韧带等软组织受力不均，致骨盆错位，从而出现腰椎小关节错位而产生腰痛（图 77）。如前文所述的

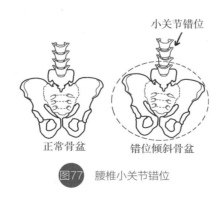

小关节错位

正常骨盆　　错位倾斜骨盆

图77　腰椎小关节错位

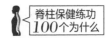
"前弓后剪式""剪步转盆式"均有锻炼腰大肌的作用，并且通过锻炼脊柱周围肌肉、韧带等软组织，改变受力不均的情况，来纠正腰椎小关节紊乱。

（黄镔、黄胱曦、陈文治）

五

脊柱亚健康人群与保健练功

81. 为什么脊柱亚健康人群提倡早期进行脊柱保健练功?

答:脊柱亚健康无明显的脊柱器质性改变,是脊柱介于健康与疾病之间的一种特殊状态。它是由于各种原因导致脊柱稳定性失调、椎间关节的轻度移位,刺激、压迫其周围神经、血管、脊髓等,出现的一系列症候群。在现今科学飞速发展的时代,快节奏、高效率的工作、巨大的心理压力、不良的生活习惯,使脊柱亚健康人群逐步增加,这种人群多表现为慢性疲劳综合征。如颈、肩部僵硬疼痛,腰背酸痛、疲劳困倦、头昏脑胀、失眠多梦、头痛耳鸣、烦躁易怒、心悸胸闷、情绪不稳、虚弱感、压抑感等。这种亚健康状态若不得到及时防治,进一步发展就会逐渐出现临床症状,影像学诊断有异常表现,如脊柱侧弯、颈椎及腰椎间盘突出、自主神经紊乱等。导致脊柱相关疾病的发生,如颈椎病、胸椎小关节紊乱、腰肌劳损、腰椎间盘突出症等(图78)。

脊柱为人身体的支柱,它的轻微改变,就会相应地出现一些全身症状,有时症状往往很轻微,如最开始的腰酸,经过简单的处理就可以缓解;然而如果不做任何处理就会加重脊柱的负荷,加快退变性脊柱疾病的发生。

专业的脊柱保健练功是结合了现代解剖生理学、生物

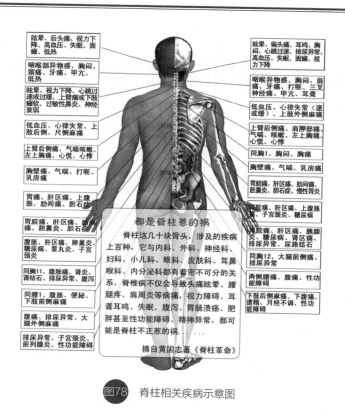

眩晕、后头痛、视力下降、高血压、失眠、面瘫、低热

咽喉部异物感、胸闷、颈痛、牙痛、甲亢、低热

眩晕、视力下降、心跳过速或过缓、上臂痛或下肢瘫软、过敏性鼻炎、神经衰弱

低血压、心律失常、上肢后侧、尺侧麻痛

上臂后侧痛、气喘咳嗽、左上胸痛、心慌、心悸

胸壁痛、气喘、打呃、乳房痛

胃痛、肝区痛、上腹胀、肋间痛、胆石症

胃脘痛、肝区痛、胆囊炎、胆石症

腹胀、肝区痛、卵巢炎、糖尿病、睾丸炎、子宫颈炎

同胸11、腹胀痛、肾炎、脊结石、排尿异常、腹泻

同胸1、腹痛、便秘、下肢前侧麻痛

腹痛、排尿异常、大腿外侧麻痛

排尿异常、子宫颈炎、前列腺炎、性功能障碍

眩晕、偏头痛、耳鸣、胸闷、心跳过速、排尿异常、高血压、失眠、面瘫、视力下降

咽喉异物感、胸闷、肩痛、牙痛、打呃、三叉神经痛、甲亢、耳聋

低血压、心律失常（速或缓）、上肢外侧麻痛

上臂后侧痛、肩胛部痛、气喘、咳嗽、左上胸痛、心慌、心悸

同胸1、胸闷、胸痛

胸壁痛、气喘、乳房痛

胃脘痛、肝区痛、肋间痛、胆囊炎、胆石症、慢性胃炎

胃脘痛、肝区痛、上腹胀、子宫颈痛、糖尿病

肝区痛、肝区痛、胰腺炎、糖尿病、肾区痛、排尿异常、尿路结石

同胸12、大腿前侧痛、排尿异常

两侧腰痛、腹痛、性功能障碍

下肢后侧痛、下腹痛、遗精、月经不调、性功能障碍

都是脊柱惹的祸

脊柱这几十块骨头，涉及的疾病上百种，它与内科、外科、神经科、妇科、小儿科、眼科、皮肤科、耳鼻喉科、内分泌科都有着密不可分的关系。脊椎病不仅会导致头痛眩晕、腰腿疼、肩周炎等疼痛，视力障碍、耳聋耳鸣、失眠、腹泻、胃肠溃疡、肥胖甚至性功能障碍、精神异常，都可能是脊柱不正惹的祸。……

摘自黄国志著《脊柱革命》

图78 脊柱相关疾病示意图

学、运动力学的一种保健方法，它可有效地恢复正常的肌力平衡，调整脊柱的生理曲度及结构，提高脊柱周围肌肉的兴奋性，达到通调气血，平衡阴阳，振奋全身之阳气，消除无菌之炎症，扶正祛邪，增强人体自身的抗病能力，同时调节脏腑功能，恢复脏腑组织协调统一的生理状态，中断其恶性循环，治愈和控制病情，达到彻底摆脱亚健康的目的。总之，专业的脊柱保健练功可以引起机体反应，改善生理、病理状况，加速新陈代谢，缓解疼痛，消除疲劳，恢复和增加体力，增进人体健康，养生保健，益寿延年。保健练功是一种自然疗法，茫茫医界，大浪淘沙。

早期进行脊柱保健练功可以预防脊柱疾病，改善脊柱亚健康情况，对于脊柱亚健康人群可以达到防治脊柱疾病的效果。

（刘炎、陈锐鸿、胡杏平）

82. 为什么要注意颈椎保暖？

答：颈椎是整个脊椎中最灵活、活动频率最高的节段。颈椎在日常生活、工作中承受各种负荷，容易发生劳损并出现退变。随着年龄的不同阶段发展，颈椎及椎间盘可发生不同的改变，在颈椎体发生退行性改变的同时，椎间盘也发生相应改变。同时，颈椎也是重要的生命通道，人体许多经脉、血管通过颈椎达到全身，因此颈椎的功能正常就保证了经脉通畅，就能使气血循环通畅无阻。

正常人的颈椎在 20 岁时即开始发生退变。随着年龄的增长，颈椎退行性变逐渐加重。同时风、寒、湿刺激会促使椎间盘不断退变。因此，如果不注意颈椎保暖，风寒湿侵袭颈椎，不仅可以造成局部浅表组织无菌性炎症，还可以引起一

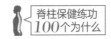

系列颈椎疾病（图 79）。

因此，要预防颈椎病，要从颈部保暖做起，在生活中就要避免冷风直吹颈部。不要用电风扇和空调直接吹颈肩部，不要长时间待在空调房里。冷风直吹颈部可造成颈部温度下降，造成肌肉紧张，压迫通过颈部的血管、神经从而影响头和躯干间的血液循环。

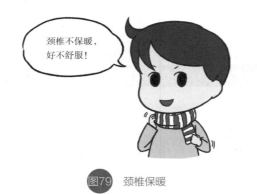

图79　颈椎保暖

（刘炎、陈锐鸿、李子祺）

83. 为什么不建议睡高枕？

答：颈椎，位于头以下、胸椎以上的部位。颈椎共由 7 块颈椎骨组成，其中内含有 5 个椎间盘。每个颈椎都由椎体和椎弓两部分组成，二者共同形成椎孔。所有的椎孔相连就构成了椎管，脊髓就容纳其中。颈椎虽然在脊柱椎骨中体积最小，但是灵活性最大、活动频率最高、负重较大的节段。

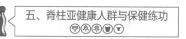

颈椎的重要性不言而喻。

古语有言："高枕无忧。"事实上，枕头并不是越高越好。颈椎周围的组织结构前文已详述，而颈椎组织在高枕的情况下又有如下改变，首先颈椎椎旁的后方肌肉、韧带、关节因为高枕的原因，保持牵拉状态，不能得到休息，并且容易造成张力大的一侧的韧带及肌肉的劳损，造成颈椎平衡状态的失调；由于颈后组织长期受到牵拉而得不到休息修复，长期处于这种状态下，椎间盘受压一侧的压力增高，甚至超过正常1倍以上，这会导致椎间盘的退变明显加速，椎间盘的退化不仅使变性的髓核突出造成局部压力的增高，还可能引起韧带连同骨膜与椎间骨的分离。另外，椎间盘变性的本身尚可造成椎体间关节的松动和异常活动，从而导致了韧带增厚或者松弛、椎体移位、颈椎侧弯等情况；同时，因为颈椎椎体移位、小关节错缝等情况，影响下方的胸椎、腰椎，出现脊柱侧弯、颈椎及腰椎间盘突出等问题，从而导致一系列的脊柱疾病。

颈椎在高枕情况下颈椎的曲度状态与低头相似，长期低头会导致许多颈椎问题的出现，同理，睡高枕同样会导致颈椎问题的出现。所以，颈椎病患者枕头的高低最好经过专业医生的评估，通过 X 线提示的颈椎情况来选定适合的枕头，而不是越高越好。常推荐枕头的高度为自己一个拳头的高度，最好不超过 7cm（图 80）。

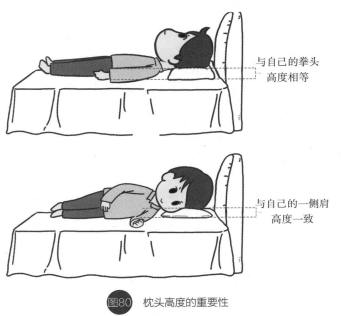

与自己的拳头
高度相等

与自己的一侧肩
高度一致

图80 枕头高度的重要性

（刘炎、陈锐鸿）

84. 为什么会有"落枕"？

答："落枕"（图 81）是对颈部
突然发生疼痛、活动障碍、可自愈
的一种疾病。"落枕"常见原因是由
于睡眠姿势不良，枕头过高或过低
不适，枕头软硬程度不当。当睡觉

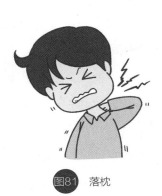

图81 落枕

时对枕头高度不适合或睡觉姿势不良，头颈部为被支托，在肌肉完全放松的情况下，颈椎长时间处于过度偏转、过屈或过伸的固定位置时，颈部一侧的肌群就会处于过度伸展状态而导致痉挛。如果此时颈背部再受风寒侵袭，则更容易造成颈背部气血凝滞，经络痹阻，使局部肌筋强硬不和，活动欠佳，若原有椎间盘退变，经不良姿势睡觉后或颈部活动突然超过正常范围时，更易导致本病。现代医学将这种以颈部痉挛、强直、疼痛所致的头颈部转动失灵、活动障碍为主要症状的疾病，称为斜方肌综合征或颈肩背部急性纤维组织炎。

"落枕"常是颈椎病的一种信号，一般起病较急，但因为是单纯的肌肉痉挛，故较易恢复，轻者可在3~5日自愈；重者则有可能延续数周不愈，有的则反复发作，甚至于发展为颈椎病。因此当发生"落枕"时应积极处理，中老年人如果经常反复落枕，常为颈椎病的前驱症状，应及时就诊。为了避免反复发作，对枕头、睡眠姿势等要及时采取措施，加以调整。同时也要避免突然的扭伤等。

预防落枕：①选用符合生理要求的枕头。仰卧位时，枕头能保持颈曲的弧度，仰卧时枕头边缘应保持弧形，不能呈斜坡行。枕头高度要符合个人的肩宽需要。粗略的标准是，仰卧枕高约一拳（根据个人自己的拳头），侧卧枕高应为一拳加二指。②注意正确的睡眠姿势。正确的睡眠姿势应以仰卧

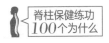

为主，左、右侧卧为辅。每晚适当地做左右侧卧，可避免因腰背部受压时间过久而出现腰背部疲乏感。

（刘炎、陈锐鸿）

85.为什么长期低头容易诱发颈椎疾患？

答：颈椎是脊柱椎骨中体积最小，但灵活性最大、活动频率最高、负重较大的节段。而在颈椎前后附近有多条神经、血管经过，上连头颅、下联胸椎，可谓是一个重要的"枢纽"，但当出现颈椎退变的时候就容易有颈椎疾患，常见的颈椎疾患有：颈型颈椎病、神经根型颈椎病，椎动脉型颈椎病、脊髓型颈椎病等。

当人处于长期低头状态下（图82），颈部肌肉韧带长期处于牵拉紧张的状态，久而久之，劳损状态得不到恢复，引

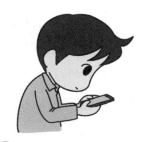

图82　长期低头容易诱发颈椎疾患

起颈周围肌肉组织肌力萎缩、肌肉力量不平衡，从而导致颈椎椎骨失去维系，椎体失稳；另一方面引起椎间出血、水肿，出现无菌性炎症，炎症细胞浸润、刺激分布于椎间周围的神经，引起头颈肩背疼痛。如果此时病情不能得到充分的治疗，将会进一步加重颈椎间盘的退化变性，使纤维环发生变性、断裂，椎间周围韧带及椎体边缘出现代偿性增生，骨赘生成，对周围血管神经造成压迫，从而出现神经根型、椎动脉型、脊髓型颈椎病的临床症状与体征。

因此，有长期低头习惯的人群容易诱发颈椎病。所以，在日常生活、工作当中，应尽量避免长期低头，保持良好的学习工作习惯，适当锻炼，合理作息，并且可以选择"以宗健脊强身十八式"等脊柱保健练功进行日常锻炼。

（刘炎、陈锐鸿）

86. 为什么放风筝、打羽毛球等可以预防颈椎病发生？

答：人的颈椎有向前凸的弧形曲线，这是颈椎的生理曲度（图83），当采用不正确坐姿和书写姿势时，颈椎长时间承受头部的重量，久而久之造成椎间盘受压迫，同时随着颈椎的老化，椎间盘里面的水分逐渐减少，椎间盘失去弹性，高度降低，导致颈椎变矮。于是为维持颈椎的稳定，人体会自动产生骨质增生，但有时候骨质增生会压迫脊髓和神经，导致手麻、头晕、肩颈酸痛麻胀等一系列症状，颈椎生理曲度消失或反弓（图84），从而产生颈椎病。

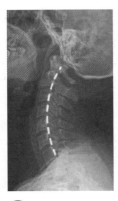

图83　颈椎的生理曲度

　　正如上题所述，长期低头不利于颈椎健康。而当放风筝（图85）、打羽毛球时，人体头颈部常处于上仰的活动状态，挺胸抬头，翘首举目，左顾右盼，其抬头姿势正好与伏案低头姿势相反，使长期被挤压弯曲的颈椎得到充分舒展，同时伴随的颈部运动锻炼能增加颈椎周围肌纤维的体积，保持韧带的弹性和椎间关节的灵活性，有利于恢复人体先天的颈椎曲度，促进肌肉、关节局部的血液循环，

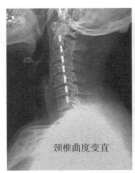
颈椎曲度变直

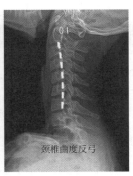
颈椎曲度反弓

图84　颈椎异常曲度

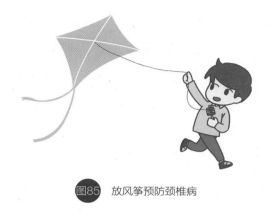

图85　放风筝预防颈椎病

疏经通络，消除无菌性炎症，充分伸展痉挛的肌组织，解除肌肉痉挛，提高局部组织的痛阈，减轻椎间关节囊水肿，增加椎间隙宽度，减轻椎间盘内压力，改善韧带柔韧性，增强颈肩部肌肉力量以提高颈椎的稳定性，从而恢复和增进颈椎的活动功能，甚至可使颈椎从病理状态恢复原来的平衡、稳定，从而达到颈椎力学的最佳状态。而经常要低头的乒乓球运动则不适宜颈椎病高危人群进行锻炼。

（刘炎、陈锐鸿）

87. 为什么推荐睡硬板床？

答：硬板床的概念：是指床垫厚度小于 10cm 的床。

人体正常脊柱生理结构从侧面观察有 4 个生理弯曲，即颈曲、胸曲、腰曲和骶曲，颈曲与腰曲向前突，胸曲与骶曲向后突。人体的任何姿势都需要肌肉、关节、韧带随时保持一定的张力以抵抗重力的影响，躺在床上的时候也是如此，此时，床板的软硬度则会大大地影响脊柱生理健康情况。

当睡在过软的床板上时，身体会深深下陷在床里，仰睡时甚至会增加腰椎的生理弯曲度，影响骨骼和肌肉发育，导致脊柱周围韧带和椎间各关节负荷不均匀，进而会引起腰部下沉、腰肌劳损、椎间盘突出等。当睡在过硬的床板上时，侧睡则会导致腰椎向床面一侧侧弯，脊柱生理曲度不平衡。通常情况下，睡在硬板床上时，全身体重会由头、颈、肩、腰、臀、臂、下肢及足跟等部位共同分担，腰椎负担减轻了，相应的病变概率也会减轻，脊柱的生理曲度也更容易得到保持（图86）。

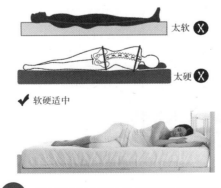

太软 ✗
太硬 ✗
✔ 软硬适中

图86 推荐选择软硬适中的床保持脊柱正常形态

所以，合理选择床垫有利于保持脊柱健康。然而，硬板床不等于睡在地板或者板床上，过硬的床板反而增加了腰部的压力，使得腰部肌肉无法放松，增加腰部肌肉的劳损。

（刘炎、陈锐鸿）

88. 为什么不能跷二郎腿？

答："架腿而坐，跷一脚，谓之二郎腿。"诗人流沙河曾撰写有《二郎腿的解释》一文，饶有风趣地解释了二郎腿的来历。跷二郎腿即是将一条大腿盘放在自己的另一条大腿之上的动作，是职场女性喜欢的一个坐姿，主要是因为大家认为这个姿势比较优雅。但不少专家提醒，跷二郎腿可能引发不少疾病。

跷二郎腿的动作是一个单侧髋关节旋外，内收，屈曲的三维度复合动作。跷二郎腿可以伸拉单侧臀部肌肉，经常同一侧的二郎腿有造成骨盆侧倾的风险。人在跷二郎腿时，只能单靠一条腿来把持重心，只有弯腰才能保证身体坐住，这样自然就加大了脊椎需要配合单脚来保持身体平衡的压力，久而久之，侧面本应呈"S"形的脊椎，就会变成"C"形，造成腰椎与胸椎压力分布不均，进而引起脊柱退化，脊椎侧变、椎间盘破损突出、骨盆、腰椎和脊椎偏位等症状，同时也会增加驼背的风险（图87）。另外，跷二郎腿过程中会压迫到大腿内侧掌管感觉的股神经，经常对股神经进行压迫，容易让人感觉麻痹，长此以往就会造成股神经损伤，甚至出现整条腿丧失感觉的症状。同时，由于跷二郎腿时，被垫压的膝盖受到压迫，容易影响下肢血液循环。两腿长时间保持一个姿势不动，容易麻木，如果血液循环再受阻，很可能造成腿部静脉曲张或者血栓形成。而两腿之间的压迫，通常会使得大腿内侧及生殖器周围温度升高，对男性生殖系统有不利影响。

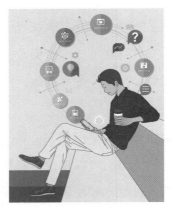

图87 跷二郎腿带来的脊柱侧弯骨盆倾斜

所以，在日常生活中，应该尽量避免长期保持单侧跷二郎腿的坐姿，合理选择工作、生活的坐姿，保持健康的生活习惯。

（刘炎、陈锐鸿）

89. 为什么不建议长期侧卧？

答：据统计，有 65% 的人习惯侧睡，30% 习惯仰睡，而 5% 习惯俯睡。选择睡姿并无绝对好坏，对于一个健康人来说，大可不必过分拘泥自己的睡眠姿势，因为一夜之间，人往往不能保持一个固定的姿势睡到天明，绝大多数人不断变换着睡觉姿势，这样更有利于解除疲劳。然而若是在玩手机状态下长期侧卧或者是其他任何原因导致的长时间侧卧都是不值得推荐的（图88）。

人类脊柱由 33 块椎骨（颈椎 7 块，胸椎 12 块，腰椎 5 块，骶骨、尾骨共 9 块）借助韧带、关节以及椎间盘连接而成，脊柱的生理曲度靠肌肉、韧带维系支撑，形成了颈、胸、腰、骶 4 个生理弯曲。正常的生理曲度保证了人体脊柱许多正常的生理功能，当脊柱生理曲度消失、改变的时候，常伴

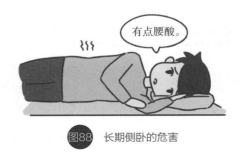

有点腰酸。

图88 长期侧卧的危害

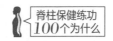
有头晕头痛、胸闷心悸、腰痛腿麻等各种症状。当人体在侧卧时脊柱常呈屈曲状态，颈、胸、腰、骶椎在水平方向上向心屈曲，在纵轴方向上易导致胸腰椎向一侧侧弯，长期维持此姿势会改变腰椎原来的生理曲度，同时使腰背部肌肉长时间处于过度伸展状态而发生静力性损伤，造成肌肉水肿、痉挛或者睡觉翻身时因肌肉不协调用力造成肌肉损伤。如果长久下去，肌肉得不到锻炼和修复，韧带和脊柱失去肌肉力量的支持，则会加速胸腰椎的退变，在一定的诱因下还可引起一系列的腰椎不稳、椎间盘突出、腰椎狭窄等问题。

所以，在日常生活中，应该选择合理的睡姿，避免长期保持侧睡以及床上看书、看手机等不良习惯，保持良好的脊柱健康。当然，睡眠刻意保持一个睡姿是十分不科学而且难以做到的，所以在睡眠中不必要刻意保持仰睡或者侧向一边的睡眠，这样才可以达到修养生息的目的。

（刘炎、陈锐鸿）

90. 为什么不建议弯腰搬抬重物？

答：弯腰提取和搬运重物在日常生活和工作中极为常见，如工人搬运重物，妇女端放在地上的洗衣盆等。在这些情况下，如果不注意姿势，尤其是平日难得有机会进行重体力劳动的脑力劳动者或者家庭妇女，很容易造成腰椎疾患。

直膝弯腰搬抬重物是最不利于腰椎间盘的一种姿势，会导致腰椎间盘突出症发病率较高（图89）。这是因为弯腰搬取重物可以使腰椎间盘压力成倍增加，曾有文献研究表明，当双下肢直立，膝关节伸直状态下提取20kg重物时，椎间盘压力增加到30kg/cm^{2}以上，如果长期处于如此大的椎间盘压力下，极易在早期使纤维环破裂。

此外，扭转外力易使椎间盘后外侧薄弱处损伤。有研究表明，在站立状态下，前倾取物，椎间盘压力增加100%以上，前屈及扭转则增加400%，这说明了引起椎间盘突出症的外伤中扭伤为最多见现象。

因此在生活中尽量避免弯腰抬重物，正确的姿势应是先将身体向重物尽量靠拢，然后屈膝、屈髋，再用双手持物，

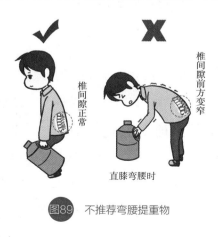

图89　不推荐弯腰提重物

伸膝伸髋，重物即可被搬起。这样，主要依靠臀大肌及股四头肌的收缩力量，而且避免了腰部屈曲造成的椎间盘巨大压力，腰背肌损伤的机会减少了，椎间盘承受的压力也减轻了很多。另外，在搬移重物时，要注意使双膝处于半屈曲状态，使物体尽量接近身体，则可以减少损伤机会。

所以，直膝弯腰搬移重物对腰椎危害很大。在日常生活以及工作中，应该尽量避免不合理的用腰习惯，当需要弯腰搬重物时，应该选择合理的正确的方式来进行。掌握了正确的弯腰搬重物的姿势后，才可以尽可能地避免不必要的脊柱损伤，减少因为搬移重物引起腰痛、腰椎间盘突出症等问题。

（刘炎、陈锐鸿）

91. 为什么建议平卧时屈髋屈膝？

答：平卧时建议屈髋屈膝，原因如下：

（1）平卧时屈髋屈膝可改善患者的舒适度

由于腰腿痛患者在急性期下肢受神经牵拉症状明显，无法保证舒适卧位，不能充分休息，就不能达到治疗效果。患者使用舒适卧位垫后，通过舒适垫的支撑作用保证平卧时屈髋屈膝，双下肢被适度托起，使下肢呈屈髋屈膝位（图90），充分放松，延长了患者主动屈髋屈膝位时间，提高了屈髋屈

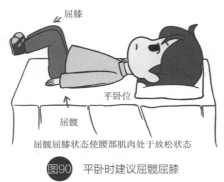

屈膝

平卧位

屈髋

屈髋屈膝状态使腰部肌肉处于放松状态

图90 平卧时建议屈髋屈膝

膝卧位的稳定性，能够缓解下肢因神经牵拉引起的腿部不适，调节疲劳肌群，减少腰椎负荷，改善患者舒适度。

（2）平卧时屈髋屈膝可以减轻疼痛

在舒适卧位垫作用下，患者保持平卧屈髋屈膝位，利用仰卧时腰椎间盘的低载荷，外力使骨盆前倾，牵拉腰椎呈前屈改变，形成对突出椎间盘的向心挤压力。同时，腰椎的牵拉和前屈增加了椎间盘的负压引力，从而使突出的椎间盘还纳，减轻神经受压，缓解疼痛。使用舒适垫将下肢抬高后，加速了下肢的血液循环，使毛细血管扩张，促进新陈代谢，将外周血中，尤其是积聚在伤痛处的单胺类致痛物质带走，促进局部致痛及致炎物质的降解与转运，使疼痛减轻。

（3）平卧时屈髋屈膝可提高患者对护理的依从性，改善不良情绪

使用舒适卧位垫后各种症状的改善，使患者充分认识到

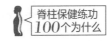

急性期采取平卧时屈髋屈膝的重要性，体会到正确、舒适卧位休息对腰腿痛急性期治疗的促进作用，使患者感到卧床休息对疾病康复的益处，提高了使用平卧时屈髋屈膝体位的主动性，增强了对护理人员的信任度，提高了对护理的依从性，此外，疼痛与情绪障碍常常同时存在。使用平卧时屈髋屈膝后，患者临床症状减轻，疼痛缓解，情绪自然好转，最终取得了更加满意的护理效果。

（刘炎、陈锐鸿）

92. 为什么不建议持续坐位超过 1 小时？

答：不建议持续坐位超过 1 小时，原因如下：

（1）持续坐位可能导致肌肉骨骼损伤

长期坐姿往往是伴随着腰部扭曲、长时间低头、抬臂、抬肩或者处在强迫体位的姿势（图 91），当处在不同体位、不同姿势时，颈部、肩部等的肌肉负荷明显不同，时间持续超过 1 小时，会增加肌肉的负荷。当坐位与工作台不合适且无法调节时，常不能保持自然的坐姿，需采用前倾体位，从而造成颈、肩、腕的肌肉紧张，这可能成为导致大家肌肉损伤的一个危险因素。

（2）持续坐位可能导致腰肌劳损

长期反复的过度腰部运动及过度负荷，如长时期坐位可使腰肌长期处于高张力状态，久而久之可导致腰肌劳损。长期坐位工作者，腰部肌持续呈紧张状态，使小血管受压，供氧不足、代谢产物积累，刺激局部而形成损伤性炎症。如一组肌肉发生这种慢

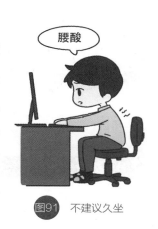

图91　不建议久坐

性劳损，必将使对应肌肉产生相适应的变化，以补偿原发部位病变后的功能障碍，称为对应补偿调节。腰肌劳损劳累时加重，休息时减轻，适当活动和经常改变体位时减轻，活动过度又加重。而持续坐位常被迫时时伸腰或以拳头击打腰部以缓解疼痛。腰部有压痛点，多在骶棘肌处，髂骨脊后部、骶骨后骶棘肌止点处或腰椎横突处。

（3）持续坐位对女性有影响

长期坐位对女性主要造成下肢瘀血水肿、月经紊乱及潜在性的生育损伤，当持续坐位时，下肢及盆腔的血液瘀滞，重力对静脉血的回流影响较大，因重力关系，大量的血液将瘀滞在心脏水平以下的血管中，引起下肢及盆腔脏器的瘀血，当骨骼肌长时间松弛时，亦影响血液返流，加重血液瘀滞，所以持续坐位易发生下肢浮肿。长时间以某种体位从事单一

的机械性劳动极易引起人体疲劳和神经压抑，严重时可引起神经衰弱综合征和自主神经功能紊乱，一些与神经因素有关的症状如痛经、经期紊乱、妊娠恶阻等可能与此有关。

（刘炎、陈锐鸿）

93. 为什么脊柱退行性变人群选择练习太极拳？

答：脊柱退行性变人群选择练习太极拳的原因如下：

（1）太极拳对脊柱拔伸有助于减缓椎间盘应力

椎间盘是由软骨板、纤维环和髓核3部分构成并位于椎体之间的一层弹性软组织垫，自第2颈椎到第1骶椎，共有23个。临床上，椎间盘突出不仅是由于受压，更重要的是因椎间盘内压力的分布不均造成的。研究表明，当一个人在不同的身体姿势下，腰椎间盘承受的载荷有很大的不同。人体在处于仰卧位姿态时，椎间盘受到压力最小，而且由于身体受到自身重力的作用，加之竖脊肌和腰腹肌主动放松，致使腰椎的前凸减小，脊柱被拉伸拔长，椎体间趋于对准。这正与太极拳的脊柱状态相似。

身体脊柱曲度已经出现了很明显的变化，胸椎从第7节段开始直到第5腰椎，整体向后凸出。不仅胸椎段后凸幅度加大，而且腰曲更是出现了反生理性凸起。这样的一种特殊身体姿态就是太极拳运动独特的健身机理，所在这样的状态下，脊柱被拔伸，椎节间角度减小，椎体一一对应，椎间盘形变减小，受力均匀平衡。多裂肌和附着在脊椎上的韧带被牵引拉伸，深层肌肉调动多，浅层肌肉调动少，在均匀缓慢之中，使机体得到了内外的共同练习，这也是武术内功练习所讲求的内动大动不如小动，小动不如不动，不动之动才是深深不已之动。在这样的练习方式下，练就了肌肉的张弛有度，收放自如，一动俱动协调整体脊柱曲度改变的主要作用点就是减轻了腰椎节段的受力让身体的重力能够更加直接、便利地传递到下肢。

（2）太极拳脊柱变化有利于缓解椎间盘退行性变化

太极拳在"含胸拔背、气沉丹田、松腰敛臀"等技术要求下脊柱生理曲度发生变化（图92），改变了椎间盘的受力模式，尤其是在颈、腰曲段的前凸曲度减小，实现椎节垂直对准或微微向后凸出，这样的椎体状态下，使原本前侧厚、后侧薄的腰椎间盘实现平衡受力，原本靠近后侧的髓核能够居于中部位置，纤维环可以均衡分布排列在椎间盘周围，这样就可以很大程度上减免椎体

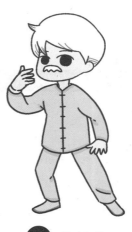

图92　练太极拳

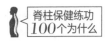
与椎间盘间的软骨终板因受压不均造成的断裂，也能够有效减缓脊柱的退行性改变。

（3）太极拳脊柱变化有效减轻腰背肌群疲劳

人体站立时，保持躯干姿势的肌群处于持续活跃状态，时间较长时有"腰酸背痛"感，其实是肌群痉挛造成的。太极拳脊柱变化，第5腰椎后凸可以带动尾椎前倾，太极拳术语称"尾闾"，即引起骨盆倾角变化，而不同骨盆倾角会影响肌肉收缩施加于脊柱上负荷大小变化。当骨盆后倾骶骨角减小，通常太极拳的骨盆小于30°，腰椎向后凸变平，尾椎曲度变平对胸椎产生影响，使得胸椎轻度伸展，躯干重心调整，肌肉收缩减小，能量消耗降低，可以有效缓解腰背肌群用力状态，防治腰背疼痛。

（刘炎、陈锐鸿）

94. 为什么现代社会颈腰椎疾病呈低龄化趋势？

答：一般来说，颈椎病的发病率会随着年龄的增长而增加，但如今有低龄化趋势（图93）。特别是近年来，随着智能手机的普及，颈椎病发病率呈快速上升趋势。以前颈椎病患者都是以中老年为主，病因除了年纪增大外，还有躺在床上看电视、看书，或者长期坐姿不正确等。易患人群为需要俯首职业人群。可如今，大学生和白领就占了"半壁江山"，一些人喜欢长时间低头玩手机、平板电脑。长时间低头玩手机等容易造成颈肩部肌肉僵硬、痉挛，时间久了，就可能会导致颈椎曲度变直、甚至颈椎曲度反向以及颈椎间盘突出等。在我们低头时，

2017年

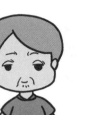
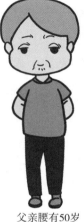
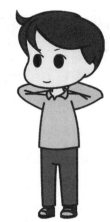

父亲腰有50岁   儿子腰有25岁

 图93   腰椎低龄化趋势

前屈极限（下巴碰到胸骨的状态）只能是 45°。如果前屈幅度达到 30° 时，就可以影响到颈椎。如果颈椎长期处于极度前屈的异常稳定状态，就会对颈椎造成伤害。颈部肌肉、韧带长时间处于紧张状态而得不到缓解，往往导致颈部肌肉、韧带劳损，长时间后则可能导致肌肉、韧带的慢性炎症，并加速颈椎退变。患者表现为颈背部酸痛、僵硬，严重的患者出现颈椎间盘突出，若压迫神经根则为神经根型颈椎病，出现上肢麻木、憋胀感；若压迫脊髓则为脊髓型颈椎病，出现下肢行走无力等症状。

而久坐、运动过度、爱穿高跟鞋等都会给髋关节施加更

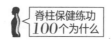
多的压力，压力向上传达影响腰椎，加速椎间盘的老化。近几年，腰椎间盘突出症低龄化趋势越来越明显。腰腿疼痛、腰腿麻木，这些都是腰椎间盘突出症的症状，患有腰椎间盘突出症的年轻患者越来越多。腰椎间盘突出症是腰腿痛的常见原因，椎间盘之间的异物刺激压迫硬脊膜和神经根，引起腰腿痛和神经功能障碍。有马尾神经损伤的患者，还会出现马鞍区感觉异常和大小便失禁，严重者有截瘫的可能。总之，随着人们生活习惯的改变，现代社会颈腰椎疾病已呈低龄化发展的趋势。

（刘炎、陈锐鸿）

95. 为什么颈腰腿痛容易反复发作？

答：颈肩腰腿痛在中老年人群中极具广泛性，且常反复发作，久治不愈，给患者带来很大痛苦。颈肩腰腿痛虽然与多种因素有关，但关键因素还是在于脊柱曲度的紊乱。脊柱曲度不恢复正常，脊柱周边肌肉不恢复正常，这是许多颈肩腰腿痛患者临床症状反复发作的根本原因。

颈腰椎等脊柱劳损主要表现为骨关节错位继发椎曲紊乱，导致从脊椎椎间孔发出的神经受损，甚至椎管内的脊髓受压（颈椎的椎动脉受限），附着椎骨的肌肉韧带力学失衡，患者由此出现疼痛、麻木等系列症状，因此在临床治疗上，一定要把调整和恢复人体正常"椎曲"放在重要地位。人体的"椎曲"保证了人体的自由活动，但如果椎曲发生加大、变直、侧弯、反弓等病理改变，就会造成脊椎力学关系紊乱与损伤内含组织，造成颈椎病、腰椎病等各种疾病。

同时，人体脊柱是一个整体，颈椎曲度和腰椎曲度是相互影响的，腰椎是颈椎运动力学的基础，腰曲可通过脊柱韧带的传导力对颈曲产生影响：临床上腰曲增大，颈曲也随之增大；腰曲变直，颈曲也反弓；腰骶角紊乱，颈部寰枢椎关节也错缝；反之，当腰曲改善或恢复时，颈曲也能随之改善和恢复正常。因此，如果颈腰腿痛的患者单纯进行"对症治疗"而没有纠正椎曲的话，则症状容易反复出现。

（刘炎、陈锐鸿）

96. 为什么坐位时需保持上身挺直？

答：椎曲——即人类的正常脊柱生理曲度。维持正常的椎曲对于脊柱保健有重要的作用。但随着现代文明的进程，现代人的不良坐姿会引发很多的问题，现在不少人上班时弯着背、伸着脖子看显示器，长时间坐在电脑屏幕前；或者有不少人驼着背、下巴贴着胸，看手机或者用平板电脑；还有一些在校学生，侧着头，脸贴着桌子，写字画画。这些身体歪扭、弓背伸头的坐姿，都会导致颈椎、肩膀前屈，颈腰肌劳损，肌肉劳损容易导致肌肉力量不足、力量不对称，久而久之出现脊柱弯曲，椎曲变直甚至反弓，压迫脊神经，诱发严重的腰、背、颈椎疼痛。另外，跷二郎腿也不是一个好的习惯，跷二郎腿的危害前文已述（详见问答 88），长时间保持跷二郎腿可能会影响下肢血液循环、男性生殖功能以及引起一些腰腿痛问题，坐公交车时跷二郎腿，如果遇到紧急刹车容易磕碰膝关节造成损伤，也会导致脊柱问题。

所以我们需要纠正自己的坐姿，正确的坐姿依次是下巴和头收回落在肩上，两侧肩胛骨向后收缩同时大臂稍微外旋让胸打开，同时肩胛骨下沉尽量让锁骨拉平成一条直线，脊椎保持挺直，并让上半身重点落在坐骨上，腰腹保持一定程度的收紧来维持脊椎的姿势。而脚落膝盖正前方，双脚、双膝都冲正前方。通过保持这样的坐姿来维持脊柱直立，从而减少因为不良坐姿导致的脊柱问题（图 94）。

（刘炎、陈锐鸿）

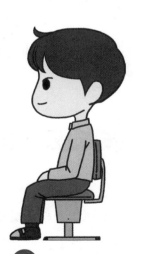

图94　正确坐姿示意图

97. 为什么建议多种方式增强腰背肌容量？

答：腰背部肌肉是维持腰椎稳定性的重要结构之一，加强腰背肌容量的锻炼，有助于维持及增强腰椎的稳定性，从而延缓腰椎劳损退变的进程，可以有效地预防急慢性腰部损伤和腰痛的发生，这对于曾经有过急慢性腰肌损伤、腰肌筋膜炎、腰肌劳损或者腰椎间盘突出症，而目前处于缓解期的患者，防止病情的复发尤其重要。由于腰腿痛而卧床休息或者佩戴腰围治疗的人，腰部不活动、不受力，长此以往，可以引起腰肌的失用性萎缩和无力，因此，应当更加加强腰背肌的锻炼。

腰背肌锻炼的次数和强度要因人而异，应当循序渐进，每天可逐渐增加锻炼量，如锻炼后次日感到腰部腰酸不适的症状，应适当减少锻炼的强度和频率，以免加强症状，而锻炼腰背肌的方式有多种方式，如飞燕法、三点支撑法、五点支撑法、平板支撑（图 95）、仰卧起坐、俯卧撑等，具体应根据自己的实际情况，选择适合自己的方法进行锻炼。不同的锻炼方式针对的问题也不尽相同，例如：飞燕法锻炼针对的则是腰背肌肉中的竖脊肌，长期锻炼有助于增强肌肉对腰背的支撑力；仰卧起坐则是针对腹肌较弱的人群，因为腹肌有

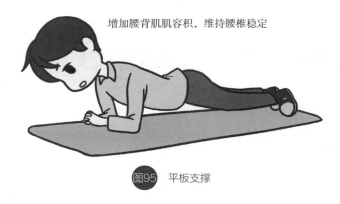
增加腰背肌肌容积，维持腰椎稳定

图95　平板支撑

增强腹内压，为脊柱提供支撑力的作用（详见问答42）。另外，对于一些年老体弱的人群，可以选择一些体力要求较低的锻炼方式，其中有代表性的则是"以宗健脊强身十八式"，当中针对腰椎情况适合大多数有脊柱问题的人群，如果能够配合影像学检查以及专业整脊师的指导，可以达到更佳的效果。

而维持脊柱稳定需要多组肌肉的共同辅助，单纯一种锻炼方式难以很好地锻炼相应的肌肉，多种不同的锻炼方式相配合可以达到更好的效果。因此，选择多种锻炼方式更有利于脊柱健康。

（刘炎、陈锐鸿）

98. 为什么建议脊柱亚健康人群减肥？

答：亚健康，也就是次健康。所谓次健康就是好像有病，但到医院去检查却没有问题，什么都正常。

　　亚健康引起的原因是综合的、复杂的。因为其症状也非常复杂，每个人可能表现得不一样，但最后的结论一样，就是折磨人的心理。其中，脊柱亚健康情况日趋严重，值得注意的是，现在颈椎病越来越年轻化。随着颈椎的退化，老年人颈椎病可能会越来越多，越来越常见。但因为现在生活习惯等各方面的改变，儿童颈椎病患者日益增多，这也意味着亚健康状态的人群越来越年轻化。

　　亚健康有一个非常重要的诱因，就是人的脊柱，脊柱会引起我们的亚健康。为什么这样说呢？人的脊柱是非常重要的组织。所有人体的神经都是从脊柱发出，脑神经有 12 对，脊神经有 34 对，这些都可以引起亚健康。脊柱支撑着人体的上半部分，脖子上是颈椎，胸部是胸椎，下面是腰椎，再下面是尾椎，脊柱任何部位有点不舒服就会导致身体出问题。脊柱可以引起很多类颈椎病，头昏、眩晕甚至倒在地上，还有可能引起心脏。颈椎病引起心脏不舒服、心跳加快等。胸椎、腰椎也有这些症状，而腰椎间盘突出患者则更多。所以，脊柱问题是引起亚健康重要原因之一。

　　肥胖对脊柱的影响是明显的。人体脊柱是一条优美的曲线，对肥胖者而言，过甚的肥胖不仅影响脊柱的曲线美，而且体重的增加也可引起关节病变，使许多关节（如脊椎、肩、肘、髋、足关节）磨损或撕裂而致疼痛。同时，肥胖还会使

腹部肌肉力量减弱、腹部脂肪过多，导致维系腹内压的动力
不足，失去足够的腹内压就容易使得腰椎失去肌肉保护支撑，
从而脊柱椎体失稳，继发一系列脊柱病变，从而出现腰腿痛
等症状。而且，腹部肥胖使脊柱力的支撑点发生改变，脊椎
间前的空隙加大，直接压迫腰椎的神经，久而久之，就会产
生腰部神经压迫症状，造成健康受损；所以建议脊柱亚健康
人群进行减肥（图 96）。

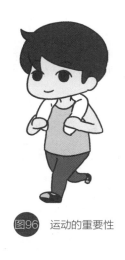

图96　运动的重要性

（刘炎、陈锐鸿）

**99. 为什么建议脊柱亚健康人群补钙，以预防钙质
流失而导致骨质疏松？**

答：很多老年人在自己发生骨折等情况的时候，才意识

到骨骼健康的重要性，尤其是脊柱亚健康人群，更容易发生骨折，而这些主要都是骨质疏松导致的。骨质疏松已经成为老年人的常见疾病，是导致骨折的重要原因之一。骨质疏松是脊柱亚健康人群最常见的骨骼疾病，作为过去不被重视的健康问题，随着人口老龄化，骨质疏松对大众健康影响日益严重。

俗话说："人老骨先衰，骨健病不来。"进入老年期，身体逐渐变矮、弯腰驼背且不说，恼人的是骨痛，特别是脊柱和髋部的疼痛不时发作。为什么脊柱亚健康人群骨头会变得如此脆弱？这是缺钙惹的祸。

很多脊柱亚健康人群对骨质疏松的预防意识十分缺乏，多数人只有在发生骨折后才意识到骨骼健康的重要，后悔年轻时没有及早预防，所以骨质疏松症的预防比治疗更重要。老年补钙，是亡羊补牢。中年人应该在骨峰值开始下降的时候就注意加强运动、补充钙剂和维生素 D，保证适当的日晒时间，推荐每天晒太阳 15～30 分钟，维护充足的骨量（图 97）。

三大生理特点决定脊柱亚健康人群缺钙主因：①胃酸分泌减少。由于血管逐渐硬化，胃部供血不足，胃黏膜内的腺细胞开始减少或退化，导致胃液及胃酸分泌减少，这就使食物中的钙不容易解离成钙离子的形式被吸收，容易缺钙。

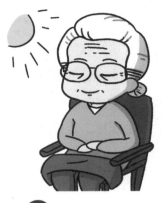

图97　晒太阳的重要性

②维生素 D 吸收和合成减少。胆囊及胆管壁变厚，胆汁减少而黏稠，使脂肪消化和吸收减少。同时老人皮肤合成维生素 D 能力也逐渐降低，到了 80 岁时只有 20 岁时的一半。这些原因造成内源性维生素 D 合成减少。③甲状旁腺素和降钙素相对升高。体内维生素 D 减少，使肠钙吸收减少，缺钙又引起甲状旁腺素升高，使骨钙溶解再释放入血。另一方面，血钙的回升，又使降钙素分泌相对增多，促进钙盐沉积于骨骼邻近关节面的某些部位，使尿钙排出增多，这些都导致钙的排出增加。

　　脊柱亚健康人群缺钙最终表现为骨质疏松。骨质疏松症是一种全身骨量减少，骨强度下降，骨脆性增加并易导致骨折的全身骨骼疾病。骨量丢失的早期没有明显表现，随着骨量流失的加剧，可能感觉腰酸背痛，劳累时加重，或者人变

"矮"。千万不能把这些状况当作是年纪大了的自然转变，而应警惕是缺钙导致的。随着钙的流失，骨质的密度越来越疏，久而久之，脊骨变得很脆，于是出现驼背，个子也会变矮。所以，脊柱亚健康人群不要等到出现骨折时才着手防治，应在骨质疏松发生前就及时进行预防。

（刘炎、陈锐鸿）

100. 为什么建议脊柱亚健康人群戒烟？

答：临床上发现，伏案、开车、吸烟成为中青年颈肩腰腿痛的三大杀手。中青年群体中高发的颈肩腰腿痛患者，多为办公室上班族、电脑一族、司机等，同时，"老烟枪"也属于高危、易中招的人群。

不少脊柱亚健康人群均有吸烟史，有的人甚至达到酗烟的程度。众所周知，吸烟致癌，还会诱发许多心血管疾病，它也是颈椎、腰椎疾病的发病因素之一。香烟中的大量尼古丁会刺激脊柱血管，导致流入椎骨的血流量减少，使椎间盘的营养供应受到影响，进而发生疼痛、炎症，以及退行性病变等病理变化，导致脊柱疾病的风险增加。而脊柱不适的人，又常常希望通过吸烟来抑制或缓解疼痛，陷入恶性循环。这项新研究一方面告诉大家，吸烟不仅伤肺，还会对骨骼造成

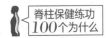

不可逆转的影响。另一方面，靠吸烟镇痛是饮鸩止渴，因吸烟而导致椎间盘突出急性发作等情况并不少见。急性发作的疾病一旦被忽视，就会逐步恶化至慢性疾病，反反复复的病情令吸烟者变本加厉，继续在香烟中寻求解救的方法，再次跌入另一个恶性循环当中去。所以，为了您的健康还是少吸烟为好（图98）。

从现在开始戒烟

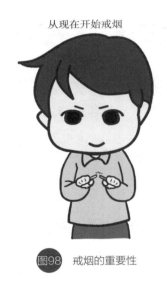

图98 戒烟的重要性

吸烟对于人体可以说是百害而无一利，但是由于尼古丁的作用，让很多人会对吸烟有依赖，特别是脊柱亚健康人群有受疾病长期折磨的心理阴影，依赖吸烟缓解疼痛的大有人在。但是由于吸烟对于脊柱的危害，及时戒烟是非常有必要的。虽然戒烟早期有许多不适，但也有不少能够坚持下来的人，因此选择健康的生活方式，远离香烟十分必要，必要时可以寻求专业人士来解决问题。

（刘炎、陈锐鸿）